Ein Ort der Solidarität und Zuversicht

Thomas D. Boner (Herausgeber)

Das Hamburger Impfzentrum Ein Ort der Solidarität und Zuversicht

Ellert & Richter Verlag

Inhalt

Grußwort

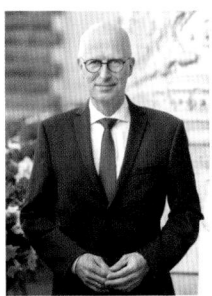

Die Eröffnung des Impfzentrums in den Hamburger Messehallen am 5. Januar 2021 markierte einen Wendepunkt der Corona-Pandemie in unserer Stadt. Nur wenige Tage nach Zulassung des ersten Covid 19-Impfstoffs in Deutschland wurde der Betrieb aufgenommen und mit der steigenden Verfügbarkeit von Impfstoffen schrittweise ausgeweitet. In Spitzenzeiten wurden in den Hamburger Messehallen mehr als 10.000 Impfungen pro Tag durchgeführt.

Das Hamburger Impfzentrum war eines der größten dieser Art in Deutschland und diente als Vorbild für ähnliche Einrichtungen im In- und Ausland. Insgesamt wurden hier über eine Million Impfdosen verabreicht. Mehr als 600.000 Hamburgerinnen und Hamburger haben so einen wirksamen Schutz vor einer schweren Infektionserkrankung erhalten.

Über 4.000 Beschäftigte haben in einem Mehrschichtsystem von 8 bis 20 Uhr an sieben Tagen in der Woche professionell und mit großem Einsatz im Impfzentrum gearbeitet. Das Impfzentrum steht für Hamburgs Weg aus der Pandemie und hat den Bürgerinnen und Bürgern nach Monaten der Ungewissheit Mut und Zuversicht zurückgegeben.

Im Namen des Senats der Freien und Hansestadt Hamburg danke ich allen, die an der Organisation und dem Betrieb des Impfzentrums beteiligt waren, sehr herzlich für ihre Arbeit und ihr großes Engagement zum Wohle der Bürgerinnen und Bürger in einer schweren Zeit.

Dr. Peter Tschentscher
Erster Bürgermeister der Freien und Hansestadt Hamburg

Liebe Leserinnen und Leser,

schon kurz nach dem letzten Tag, an dem das Impfzentrum in den Messehallen in Betrieb war, dem 31. August 2021, stellte sich bei mir – und bei vielen Mitstreitern, wie ich weiß – ein merkwürdiges Gefühl ein: Erleichterung und Stolz, natürlich. Aber auch ein Gefühl von Unwirklichkeit: Haben wir das wirklich gemacht, die letzten acht Monate? Unglaublich!

Etwa 600.000 Hamburgerinnen und Hamburger haben in dieser Zeit rund 1,2 Millionen Corona-Impfungen erhalten: das Resultat unermüdlicher Arbeit und großer Hingabe vieler Menschen. Dieses Buch erzählt die Geschichten der Mitarbeiterinnen und Mitarbeiter, der Freiwilligen, der medizinischen Fachkräfte und der unzähligen Menschen, die dazu beigetragen haben, das Impfzentrum zu einem Symbol der Solidarität und des Zusammenhalts zu machen. In einer Zeit, die von Unsicherheit und Herausforderungen geprägt war, hat das Impfzentrum eine zentrale Rolle bei der Bekämpfung der globalen Pandemie eingenommen. Es war ein Ort des Mutes, der Hoffnung und des Engagements, der unsere Gemeinschaft zusammenführt.

Wir sind froh und auch ein wenig stolz, dass wir das Hamburger Impfzentrum haben mitgestalten und -tragen können. Wir – das sind Mitarbeiterinnen und Mitarbeiter des Gesundheitsdienstleisters Alanta, den ich mitbegründet habe. Wir bekamen im turbulenten November 2020 von der Stadt und der Kassenärztlichen Vereinigung den Auftrag, das zentrale Impfzentrum in den Messehallen mit zu organisieren - das war neu, ungewohnt und spannend.

Aber mit unserer Erfahrung, dem Netzwerk und der Management-expertise war diese Aufgabe wie auf uns zugeschnitten; wir waren beseelt und stolz, sie anzunehmen. Und wir denken, dass die Geschichte dieser einmaligen Einrichtung es wert ist, festgehalten zu werden.

Die Seiten dieses Buches sind gefüllt mit bewegenden Erlebnissen und herzlichen Begegnungen. Es entstand aus Interviews mit Akteuren des Zentrums, Impflingen und politischen Entscheidungsträgern, die chronologisch und zu bestimmten Themen ihre Erinnerungen und Einschätzungen beitrugen. Sie, liebe Leserin, lieber Leser, werden von den inspirierenden Geschichten der Menschen lesen, die ihre Zeit und Energie opferten, um anderen zu helfen. Sie werden die Dankbarkeit und Erleichterung der Menschen spüren, die die Impfzentren mit Hoffnung betraten und mit Zuversicht wieder verließen.

Das Impfzentrum in Hamburg steht beispielhaft für unzählige ähnliche Einrichtungen weltweit, die mit Entschlossenheit gegen die Bedrohung der Pandemie kämpfen. Dieses Buch ist eine Hommage an all jene, die ihr Bestes geben, um Leben zu retten und unsere Gesellschaft zu schützen.

Ich hoffe, dass Sie durch diese Erzählungen die unglaubliche Kraft spüren, die entsteht, wenn Menschen zusammenkommen, um eine gemeinsame Herausforderung anzugehen. Möge dieses Buch dazu beitragen, die Erinnerung an diese außergewöhnliche Zeit wachzuhalten, und ebenso das Wissen, dass wir durch Solidarität und Zusammenarbeit die größten Hindernisse überwinden können.

Mit herzlichen Grüßen
Thomas D. Boner

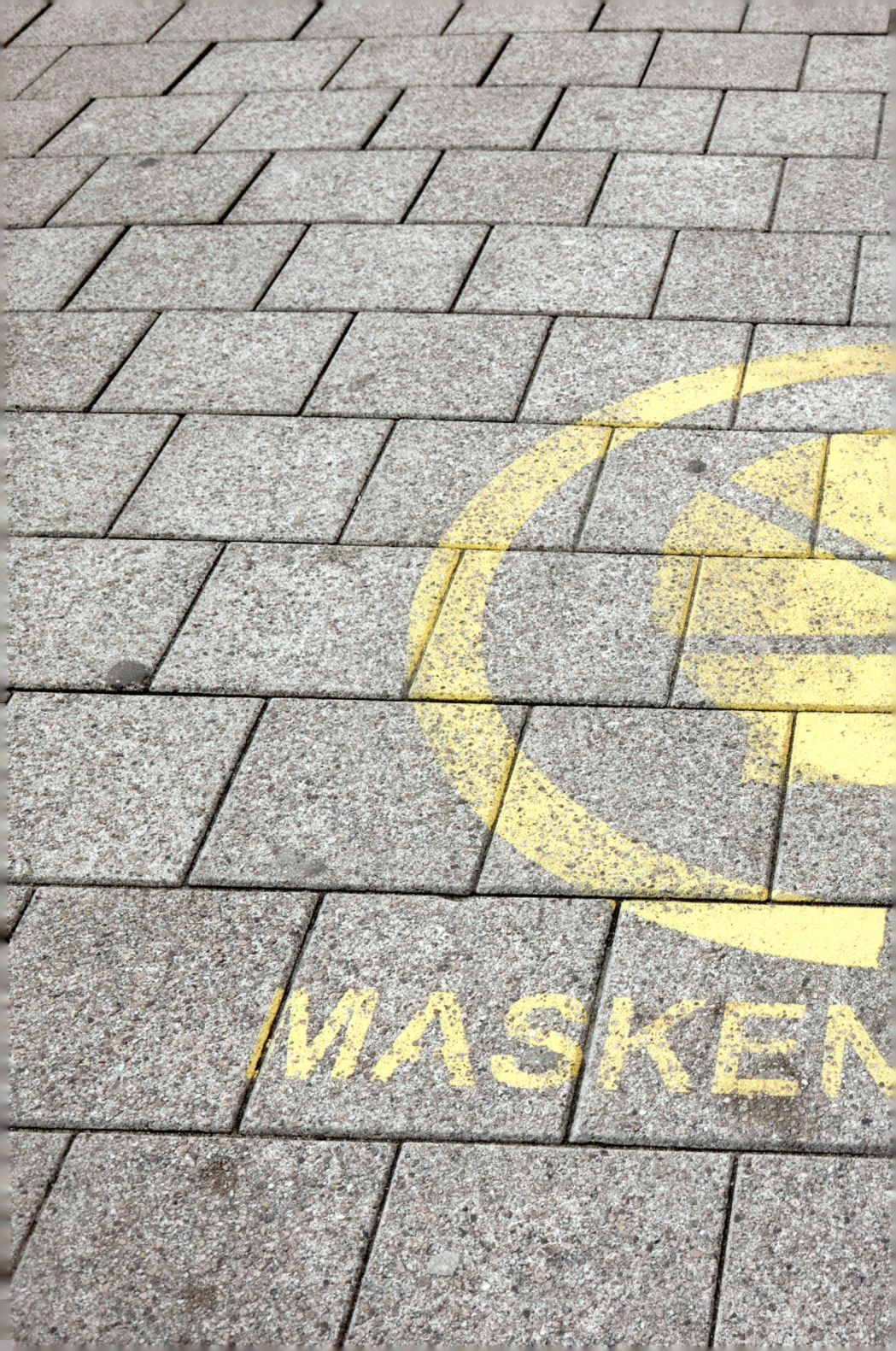

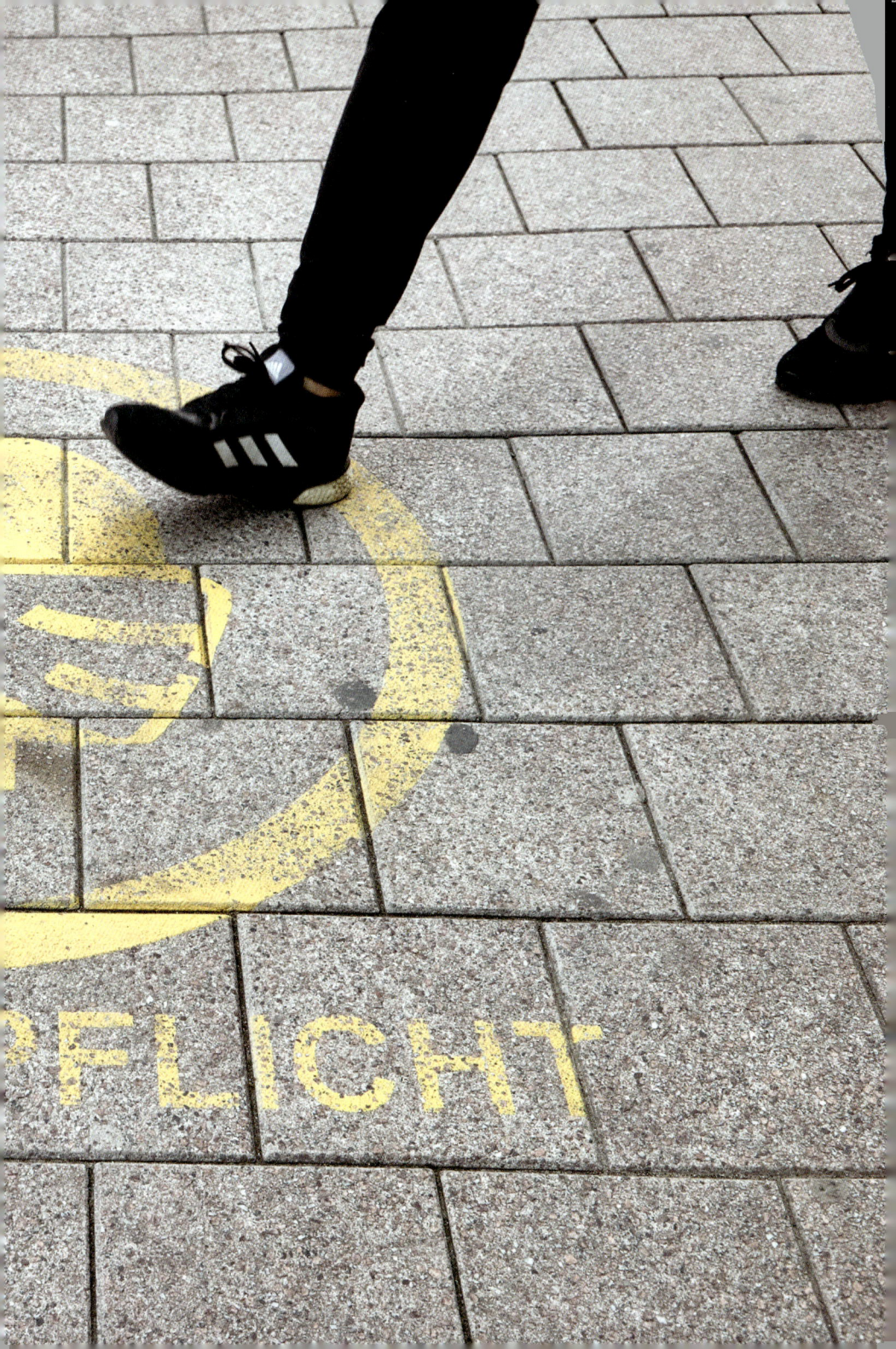

So kam Corona nach Hamburg – die Vorgeschichte

Vom „mysteriösen China-Virus" zum ersten Lockdown: Der Ausbruch von Covid-19 brachte in der ersten Jahreshälfte 2020 Ängste, Homeschooling und Masken in den Alltag. Doch schon im April begannen klinische Tests für einen Impfstoff.

Erstes Todesopfer in China durch neue Lungenkrankheit

WUHAN :: Erstmals ist ein Patient an der rätselhaften neuen Lungenkrankheit gestorben, die in China ausgebrochen ist. Wie die Gesundheitskommission der Metropole Wuhan am Samstag berichtete, sind sieben Patienten in einem kritischen Zustand. Insgesamt sei bei 41 Erkrankten das neuartige Coronavirus festgestellt worden, das als Auslöser gilt. Nach offiziell unbestätigten Medienberichten in Hongkong soll es sich bei dem gestorbenen Patienten um einen 61-jährigen Mann handeln, der auch an Krebs und einer chronischen Lebererkrankungen gelitten habe. Der Mann habe wie die meisten anderen Patienten zu den Besuchern des Marktes gehört, der als Ursprungsort der Krankheit gilt. Auf dem Huanan-Markt wurden neben Fischen auch Wildtiere verkauft. Eine Ansteckung unter Menschen ist bislang nicht nachgewiesen worden. Chinesische Experten haben als Erreger einen neuen Typ aus der Gruppe der Coronaviren festgestellt. Solche Viren verursachen oft harmlose Erkältungen, allerdings gehören auch Erreger gefährlicher Atemwegskrankheiten wie Sars und Mers dazu. Das Virus kommt bei Menschen und in der Tierwelt vor.   *dpa*

Ende Dezember 2019

meldet China erste Fälle einer unbekannten (Lungen-) Krankheit offiziell an die Weltgesundheitsorganisation (WHO).

17. Februar 2020

Der nachgewiesene erste Fall im Norden: Ein Arzt aus Schleswig-Holstein, der am UKE in Hamburg arbeitet, wird positiv getestet. Dieser „Patient Null" für die Region wird später genesen und am 1. April seine Arbeit wieder aufnehmen.

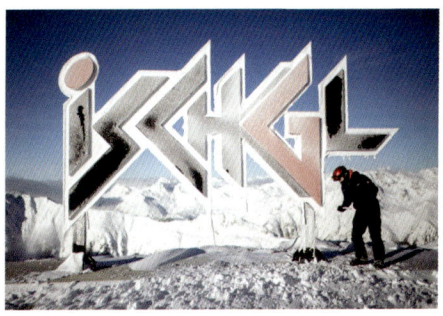

2. März 2020

In Hamburg beginnen die „Skiferien". Manche stornieren ihren Urlaub, obwohl das Risiko offiziell noch als „mäßig" eingestuft ist. Wie sich später herausstellt, infizieren sich viele in diesem Urlaub. Das „Abendblatt" titelt am 12.3., nachdem die vielen Infektionen besonders in Ischgl bekannt wurden: „Après-Ski als Virenschleuder".

9. März 2020

Das offiziell erste deutsche Corona-Virus-Opfer ist ein 59 Jahre alter Hamburger Feuerwehrmann. Er wohnte in Schleswig-Holstein und stirbt während eines Urlaubs in Ägypten.

12. März 2020

Der Arztruf Hamburg zählt 14.000 Anrufe aufgrund von Corona, 5.000 mehr als am Vortag.

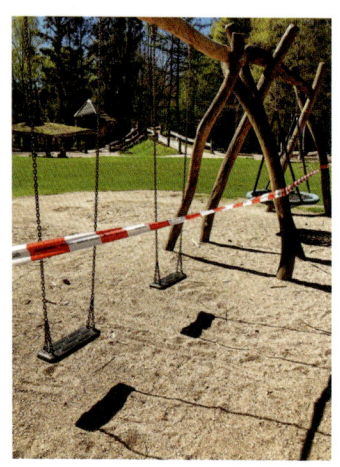

16. März 2020
Schulen und Kitas
schließen, die Fußball-
Bundesliga wird unter-
brochen. Erste Nothilfe-
Programme starten.
Anfang März bestimmen
schockierende Berichte
aus Norditalien die
Nachrichten, das be-
sonders betroffene
Bergamo wird zur
Chiffre für die Be-
drohlichkeit der Epi-
demie.

18. März 2020
Die FFP2-Masken für den
mobilen Besuchsdienst
des Arztrufs Hamburg
sind fast aufgebraucht,
der Dienst droht ein-
gestellt zu werden.

24. März 2020
Hamburg registriert mit
248 bestätigten neuen
Corona-Fällen den bis
dahin höchsten Anstieg
an Neuinfektionen.

2. April 2020
Hamburg führt Buß-
gelder für Verstöße
gegen die Corona-
Auflagen ein: Weniger
als 1,50 Meter Abstand
kostet zum Beispiel
150 Euro.

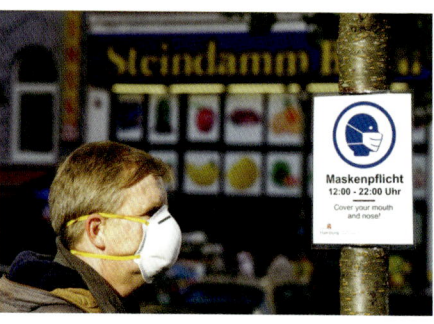

21. April 2020
Hamburg beschließt
eine Maskenpflicht im
öffentlichen Raum.
Kurz darauf bewilligt die
Bürgerschaft erstmals
Milliardenhilfen für be-
sonders betroffene
Branchen.

22. April 2020
Das Paul-Ehrlich-Insitut
(Bundesinstitut für Impf-
stoffe) genehmigt die
erste klinische Prüfung
eines Covid-19-Impf-
stoffs (Biontech) in
Deutschland.

3. Mai 2020
Die Inzidenz sinkt,
Restaurants und große
Läden in Hamburg
dürfen wieder öffnen.

9. Juni 2020
Das Universitäts-
krankenhaus Eppendorf
zieht eine Bilanz dessen,
was später „erste Welle"
heißt. 145 Covid-
Patienten wurden
stationär behandelt, da-
von waren rund 60
Prozent auf einer In-
tensivstation. 24
Patienten sind ver-
storben. Die aktuelle
Inzidenz liegt bei nur 1,3.

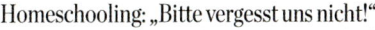

Homeschooling: „Bitte vergesst uns nicht!"

"Einzelhaft", schreibt Hanni. „Funktioniert gut", schreibt Tom. Vier Schüler berichten, was ihr Lernen zu Hause attraktiver macht – und was nicht

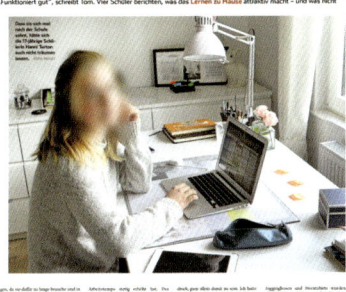

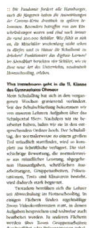

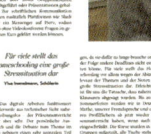

3. Juli 2020

Zu Beginn des Monats sinken die Infektionszahlen weiter, in Mecklenburg-Vorpommern ist sogar überhaupt kein aktiver Corona-Fall mehr registriert.

Die Diskussion über weitere Lockerungen trifft bald auf wieder steigende Zahlen.

Rund 200.000 Hamburger Schüler gingen nach dem 13. März ins „Homeschooling", das im Wesentlichen bis zu den Sommerferien andauerte. Ein Stresstest für Schüler, Eltern und das Projekt der Digitalisierung in Deutschland: Es fehlte an Endgeräten, benutzbarer Software und an Konzepten.

Das Engagement vieler Lehrer war indes bemerkenswert, die Folgen – nämlich Lernrückstände und mögliche Auswirkungen auf Psyche und Sozialverhalten – würden das Bildungssystem noch auf Jahre beschäftigen.

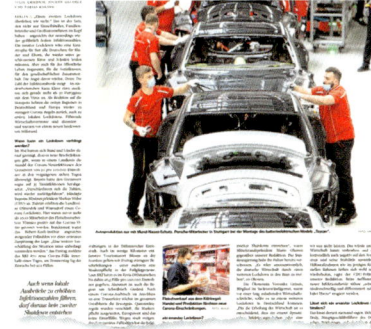

Die Angst vor dem zweiten Lockdown

Angesichts der steigenden Zahl von Neuinfektionen warnen Politiker und Ökonomen vor einem weiteren landesweiten Stillstand

4. August 2020

Auf der Hamburger Werft Blohm + Voss werden bei einem Massentest 49 Corona-Infektionen nachgewiesen, zwei Tage später 19 weitere Fälle. Für Hamburg ist es der erste große Corona-Ausbruch in einem Unternehmen.

15. August 2020

Tausende „Querdenker" demonstrieren in Hamburg gegen die Corona-Schutzmaßnahmen.

Schon Anfang August 2020, bei gerade erst langsam steigenden Zahlen, erörterte das „Abendblatt" die Sorgen vor einem erneuten Lockdown, der tatsächlich erst zu Weihnachten großflächig kam. Die Inzidenz-Zahl „50" (Neuinfektionen pro 100.000 Einwohner in 7 Tagen) war in den kommenden Monaten die ängstlich beobachtete Schwelle, hinter der Einschränkungen nötig waren. Die Sorgen verdeutlichen die Dringlichkeit, mit der in dieser Phase Entwicklung und Zulassung der Impfstoffe verfolgt wurden.

Die Interviews

Die Interviewpartner

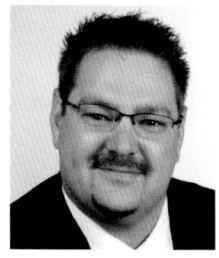 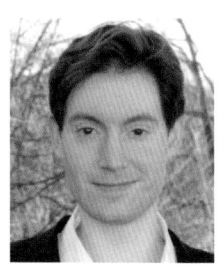

Tim Albers
Leiter Medizinische IT bei Alanta Health Group, von Dezember bis April ins Impfzentrum abgestellt.

Constantin Blanke-Roeser
Als Impf-Arzt und Medizinischer Leiter für eines von acht Clustern über die volle Dauer des Zentrums im Einsatz.

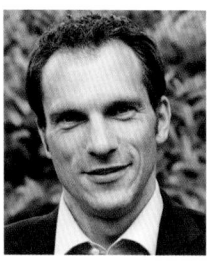 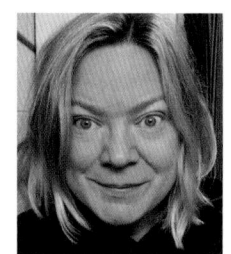 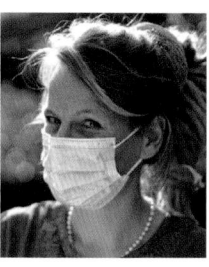 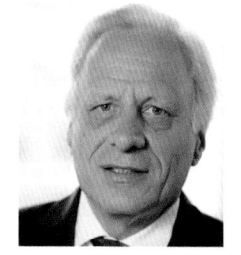

Benjamin Laatzen
Bereichsleiter Personal bei Alanta Health Group, abgestellt als organisatorischer Leiter des Impfzentrums.

Rebecca Marr
Impfling, Assistentin der Geschäftsführung in einem Verlag.

Birte Müller
Impfling, Autorin und Illustratorin.

Walter Plassmann
Vorsitzender der Kassenärztlichen Vereinigung (KV), bis April 2022.

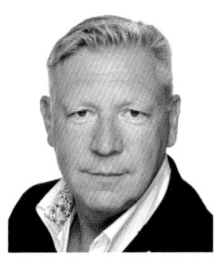
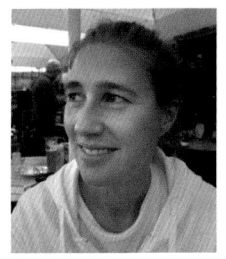
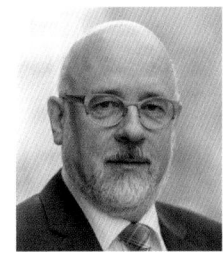
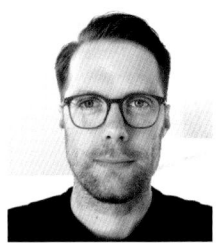

Thomas Boner
Geschäftsführender Gesellschafter und Gründer der Alanta Health Group.

Kathrin Breer
Journalistin, arbeitete im Care-Team, übernahm dort Leitungsfunktionen.

Dr. Dirk Heinrich
Niedergelassener HNO-Arzt, Sprecher der medizinischen Leitung des Impfzentrums, Vorsitzender der Vertreterversammlung der KV.

Sönke Knopp
Kulturanthropologe, Kurator für das 20. & 21. Jahrhundert im Museum für Hamburgische Geschichte, für das er Dokumente und Artefakte zum Impfzentrum sammelte.

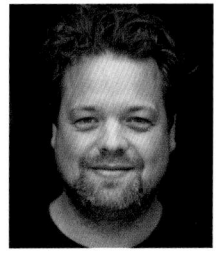
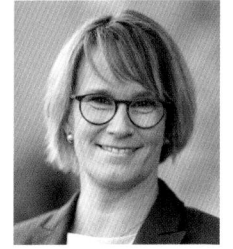
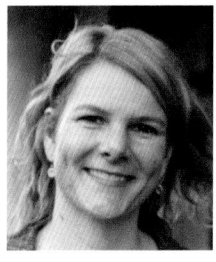

Jasper Ramm
Geschäftsführer der Ramp 106 GmbH, der Firma hinter dem Projekt OMR, die u.a. mit der Betreuung der Impflinge im Zentrum beauftragt war.

Melanie Schlotzhauer
Im Jahr 2021 Staatsrätin Gesundheit der Behörde für Arbeit, Gesundheit, Soziales, Familie und Integration der Freien und Hansestadt Hamburg. Im Dezember 2022 zur Senatorin berufen.

Pia Sundermann
Geschäftsführerin der ZytoService Deutschland GmbH, Tochtergesellschaft der Alanta Health Group, Apothekerin.

1 Impfzentren – aber wie, und mit wem?

Im Sommer 2020 zeichnet sich der Erfolg von Covid-19-Impfstoffen endlich ab. Aber wie bekommt man viele Millionen Menschen möglichst schnell geimpft? Hamburg schmiedet erste Pläne.

Melanie Schlotzhauer: Im August 2020 gab es erste Beschlüsse der Ministerpräsidentenkonferenz zur Organisation der Impfkampagne. Es war klar, dass wir vor einer Mammutaufgabe standen und die Verfügbarkeit von Impfstoff ein limitierender Faktor sein würde. Das bedeutete, dass die Impfungen nicht einfach von den Kassenärzten durchgeführt werden konnten, sondern der Staat die Regulierung des Prozesses übernehmen musste.

Walter Plassmann: Für mich begann alles Anfang September mit einem Tag der Niederlage. Die Kassenärztliche Vereinigung, kurz die KV, hatte auf Bitten der Gesundheitsbehörde das große Testzentrum am Haupt-

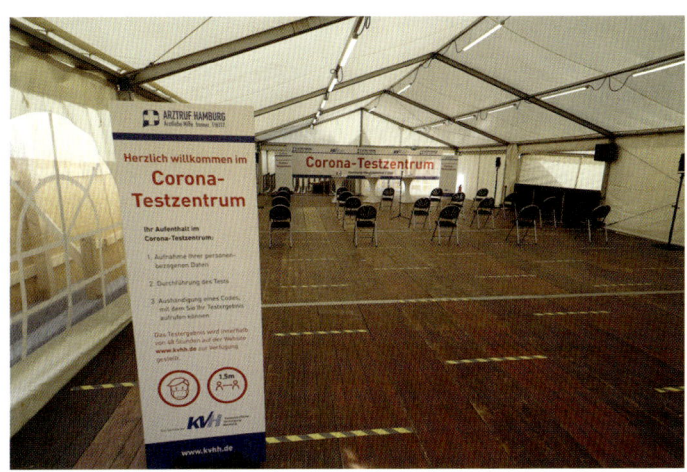

Das große Testzentrum am Hauptbahnhof wurde kaum genutzt – ein Beispiel für die Folgen der mitunter erratischen Corona-Politik.

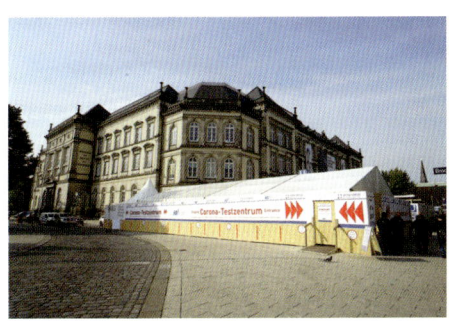

3. September 2020
Das Testzentrum der Kassenärztlichen Vereinigung (KV) am Hauptbahnhof geht in Betrieb. Dort sind pro Tag bis zu 2.000 Tests möglich.

15. September 2020
Neue bundesweite Teststrategie: Kein pauschaler Testanspruch mehr für alle Reiserückkehrer. Der Senat erlaubt indes (unter Auflagen) Volksfeste wie den Hamburger Dom ab 1. November.

bahnhof errichtet. Es sollte die hohen Zahlen zügig bewältigen können, die man wegen der Testpflicht für Reiserückkehrer erwartete. Wir kopierten damals die Wegeführung eines Flughafens, daraus wurde später die Blaupause für das Impfzentrum. Am Eröffnungstag erklärte Jens Spahn, der Bundesgesundheitsminister: April April, die Tests sind nicht mehr verpflichtend. Das Zentrum hatte infolgedessen an den besten Tagen etwa 10 Prozent Auslastung. So etwas wollte ich nicht noch einmal erleben.

Als das Thema Impfzentren aufkam, habe ich deshalb meine Mitarbeiter bei der KV gefragt: Können wir ein Zentrum für alle wesentlichen Corona-Themen aufbauen, also Testen, Behandeln und Impfen? Der Ablauf wäre ja im Prinzip immer gleich gewesen, und wir würden nicht noch einmal Gefahr laufen, von der Politik ins Leere geschickt zu werden. Diesen Ansatz fand man gut, und so haben wir es dann mit einem Architekten für eine Messehalle geplant. Doch jetzt tat sich eine neue Hürde auf: Das Bundesgesundheitsministerium sah die Gefahr einer Vermischung. Das konnte man so sehen. Immerhin gab es auf diesem Weg schon eine Basis für das, was später kam.

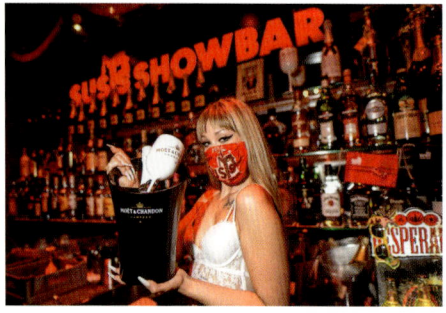

16. September 2020
Corona-Ausbruch in der Bar „Katze" am Schulterblatt. Die Gesundheitsbehörde meldet, dass sich 13 Mitarbeiter und Besucher mit Corona infiziert haben. Insgesamt müssen 600 Besucher kontaktiert werden.

Dirk Heinrich: Bei einem Vorbereitungstreffen, an dem ich für die Kassenärztliche Vereinigung teilnahm, tauchte auf einmal die Frage auf: Impfen ist ja eine medizinische Leistung, wer trägt dabei eigentlich die Verantwortung? Es waren viele Leute im Raum, und plötzlich guckten alle mich an. Das muss wohl in der Luft gelegen haben, dass ich das übernehme. Ich habe schon gespürt, dass es auf mich zuläuft, als sozusagen oberster Arzt der KV. Damals wusste ich freilich nicht, was das für das nächste Jahr meines Lebens bedeutete. Da ging es zunächst nur um die mobilen Impfaktionen. Dass es derart groß und aufwendig werden würde, war da noch nicht abzusehen.

**„Wer trägt die Verantwortung?
Plötzlich guckten alle mich an.''**
Dr. Dirk Heinrich

Thomas Boner: Schon lange, bevor das Thema Impfen für uns relevant wurde, haben wir die Entwicklung der mRNA-Technologie verfolgt. Wir stellen bei Alanta individuelle Rezeptur-Medikationen in der Onkologie her, das hat uns später gerade qualifiziert für diese Aufgabe. An mRNA hängen große Hoffnungen und Erwartungen in der Krebsbehandlung. Auch deshalb hat mich die Entwicklung der Impfstoffe sehr interessiert. Dass ich mich ein paar Monate später so intensiv mit dem Thema Impfen beschäftigen würde, habe ich damals natürlich nicht im Entferntesten geahnt.

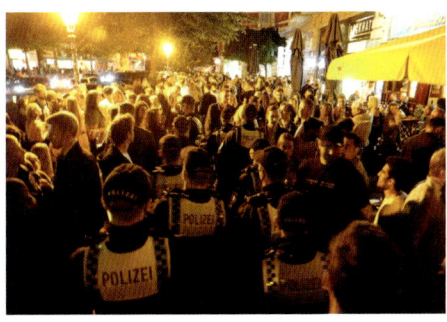

26. September 2020
Höchster Anstieg seit Monaten. Auslöser sind u. a. Infektionen in der Schanzenbar. In Hamburgs Krankenhäusern werden 30 Covid-19-Patienten behandelt, davon neun in Intensivbehandlung.

15. Oktober 2020

2 Botschaft der Behörde: „Macht mal!"

Eine Task-Force der Hamburger
Behörden und die Kassenärztliche
Vereinigung suchen nach Lösungen.
Zentral sollte das Impfzentrum sein,
die Blaupause gab es schon:
das Testzentrum der KV.

Melanie Schlotzhauer: Die Gesundheitsministerkonferenz hatte schon früh die Vorgabe gemacht, dass es Impfzentren geben wird. Wer sollte der Träger sein? Das konnte die Kassenärztliche Vereinigung sein, vorstellbar waren aber auch Hilfsorganisationen, eventuell die Bundeswehr oder eine Verwaltungseinheit, also als Behörde selber. Die Idee der KV, nur eine zentrale Einrichtung zu schaffen, kam uns gut handhabbar vor, denn Hamburg hat einen guten öffentlichen Nahverkehr und ist nicht zu groß. Ein wichtiger zusätzlicher Faktor: Die Akteure kennen sich gut. Es war ideal, Partner zu haben, die schon eine Idee hatten, wie das funktionieren könnte.

Walter Plassmann: Die damals frischgebackene Staatsrätin Schlotzhauer kam zu dem Treffen mit einer Task Force aus jungen Leuten, die wir zuerst, das muss ich zugeben, nicht wirklich ernst genommen haben. Aber genau diese Gruppe erwies sich später als wahrer Glücksgriff. Hinzu kamen zwei Männer von der Bundeswehr, die am Ende, glaube ich, froh waren, dass es ohne sie ging. Schließlich war noch ein Mann mit einem silbernen Metallic-Koffer dabei, den wir nicht kannten und nicht eingeladen hatten. Wie sich herausstellte, kam er vom Landeskriminalamt. Er war abgeordnet worden, weil alles sicherheitstechnisch recht brisant werden könnte. Melanie Schlotzhauer kannte ich damals schon als tatkräftig und entscheidungsfreudig. Ihre Botschaft lautete: Macht mal! Da ging es richtig los.

---

1. Oktober 2020
Rechtsverordnung des Senats: Reiserückkehrer aus Risikogebieten müssen für 14 Tage in Quarantäne.

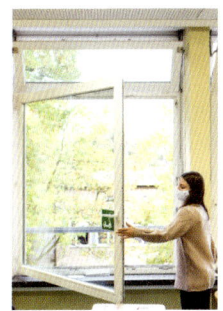

19. Oktober 2020
Maskenpflicht für Schüler und Lehrer von Berufsschulen und in den Oberstufen, ab dem 2. November ab Klasse 5. Der Senat erlässt eine Reihe neuer Regeln, darunter Feiern in der Privatwohnung, maximal 15 Gäste sind erlaubt.

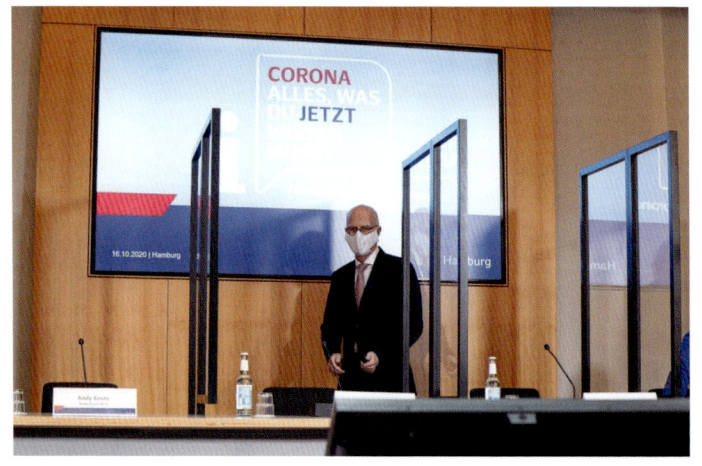

Peter Tschentscher, Erster Bürgermeister der Hansestadt Hamburg, informiert am 16. Oktober 2020 über die Verschärfung der Corona-Regeln.

Die Blaupause hatte, wie gesagt, das Testzentrum der KV im September geliefert: Abläufe wie am Flughafen mit getrennten Laufwegen, vielen Check-in-Schaltern und kreuzungsfreien Wegen. Das Architektenbüro Schindel, das bereits das Testzentrum aufgebaut hatte, begann mit den Planungen für die Messe. Ziel war ein hocheffizienter Ablauf in möglichst angenehmer Atmosphäre. Ganz wichtig war, den Impflingen ihre Scheu oder gar Angst zu nehmen. Also wurde die Halle mit Teppichboden ausgelegt und es kamen Fenster in die Kabinenwände. Den Teppich mussten sie mir regelrecht aus dem Kreuz leiern, ich dachte, was soll das. Aber es war vollkommen richtig, solche Details haben zur entspannten Atmosphäre beigetragen.

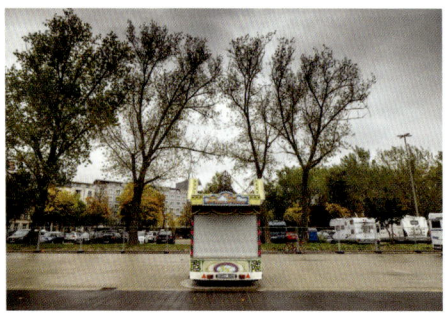

20. Oktober 2020
Über 10.000 Infektionen für Hamburg gemeldet. Der Senat sagt den Winter-Dom erneut ab. Die Inzidenz nähert sich der 100.

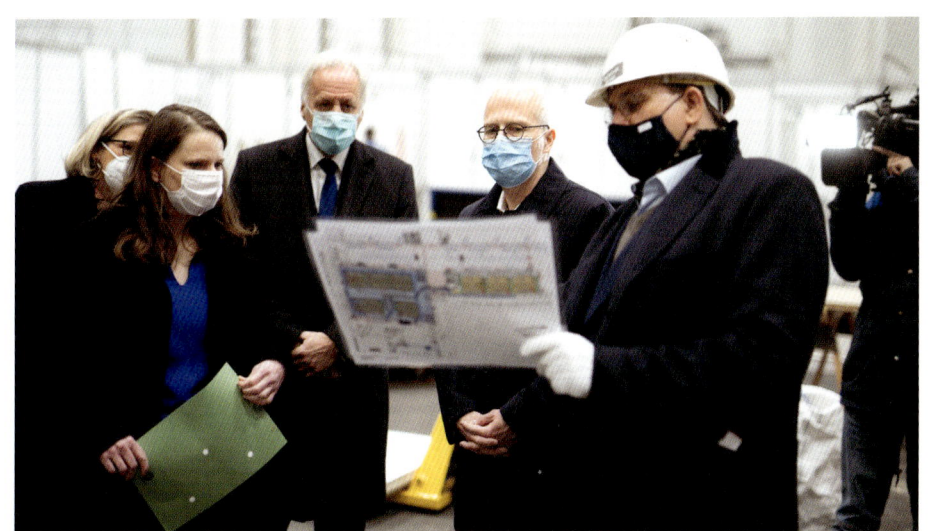

Architekt Olaf Schindel (r.) erläutert seine Pläne für Senatorin Melanie Leonhard, Walter Plassmann und Bürgermeister Peter Tschentscher. Der modulare Aufbau entsprach weitgehend der Wegeführung in einem Flughafen, die Einrichtung war im „New Nordic"-Stil gehalten.

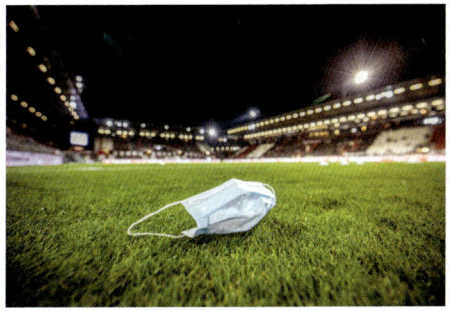

28. Oktober 2020

Die Testphase mit Zuschauern in der Bundesliga wird nicht verlängert. Der Profifußball – also auch HSV und FC St. Pauli – muss zu „Geisterspielen" zurückkehren.

3 Alanta kommt ins Spiel

Ein Hamburger Medizinunternehmen bietet sich an, die Organisation zu übernehmen.

Walter Plassmann: Kein Mensch wusste, wie ein Impfzentrum funktioniert, auch nicht die KV Hamburg. Überdies hatte sie hierfür gar keine Mitarbeiter. Wir brauchten also Hilfe von außen. Da fiel mir Dr. Guido Tuschen ein. Tuschen vereinigte alles Wissen auf sich, das von Nutzen sein könnte: Er war Biochemiker, er hatte in den vergangenen Jahren die ambulante Praxisklinik in Mümmelmannsberg erfolgreich saniert und kannte deshalb die Praxisabläufe ebenso wie das Personal-Recruiting im Medizinbetrieb. Ich hatte über viele Jahre mit Tuschen sehr gut zusammengearbeitet; er war zuverlässig, sachkundig und offen. Ihm traute ich die Aufgabe zu, das Impfzentrum inhaltlich aufzubauen.

Doch von Tuschens Arbeitgeber, der Alanta Health Group, kam eine Absage – er sei bei einem aktuellen Projekt unabkömmlich. Ich kannte Tuschen, wusste aber nicht – auch wenn mir das keiner glaubt -, dass er für Alanta arbeitete. Zu meiner Überraschung bot Alanta-Mitinhaber Thomas Boner eine andere Lösung an, als er mir mitteilte, dass er Tuschen nicht abstellen werde: sich selbst und seine Firma. Das war reizvoll, denn Alanta kannte sich aus mit der Herstellung von Pharmazeutika und Produktionsabläufen im Medizinbetrieb. Und noch etwas war reizvoll: Alanta wollte „pro bono" arbeiten, also ohne Honorar. Boner erklärte mir, sie hätten wirtschaftlich gute Jahre hinter sich und wollten der Gesellschaft etwas zurückgeben.

2. November 2020
Start des „Lockdown light" aufgrund steigender Inzidenzzahlen mit Beschränkungen für Einzelhandel, Gastronomie, Kultur und Sport. Ziel war, zu Weihnachten wieder zu „lockern", dazu kommt es dann nicht.

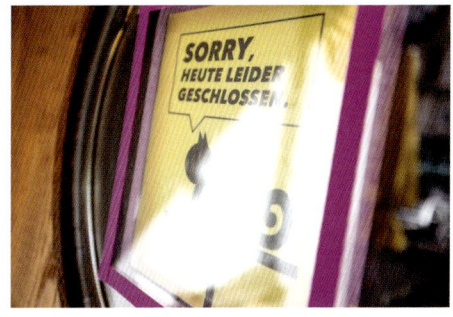

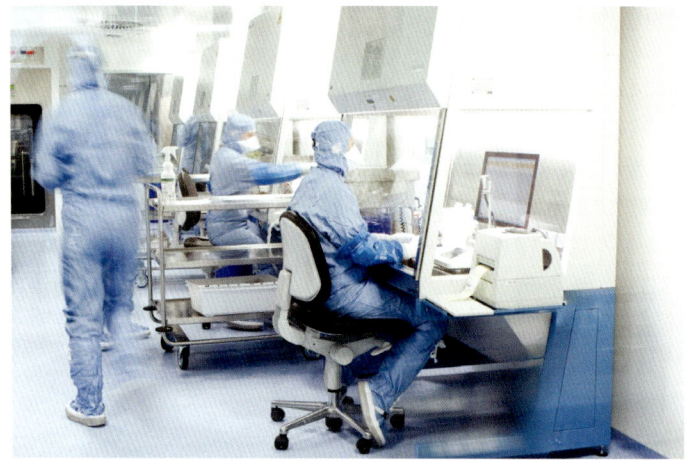

Der Hintergrund des Unternehmens Alanta: Blick in ein Reinraum-Labor vom ZytoService in Jenfeld. Hier werden patientenindividuelle Infusionen höchster Qualität hergestellt.

Thomas Boner: Als ich erfuhr, dass unsere Expertise bei dem möglichen Aufbau eines Impfzentrums eine Rolle spielen könnte, haben ich und unser Unternehmen keinen Augenblick gezögert, unsere Hilfe anzubieten. Als Gesundheitsdienstleister, der es gewöhnt ist, Patienten individuelle Lösungen anzubieten, keine unlösbare Aufgabe. Aber ein Impfzentrum für eine ganze Stadt zu errichten, ist eine ausgesprochen komplexe und anspruchsvolle Aufgabe, die wir nicht ohne die richtigen Partner in Angriff nehmen konnten. Das war schnell klar.

9. November 2020
Die Firmen Biontech (Mainz) und Pfizer (USA) melden, dass ihr Impfstoff einer Studie zufolge Infektionen zu 90 Prozent verhindert.

16. November 2020
Über 20.000 Infektionen wurden in Hamburg gezählt.

19. November 2020
Schulsenator Ties Rabe (SPD) stellt eine behördeneigene Studie vor, nach der das Infektionsrisiko an Schulen geringer sein soll als außerhalb („keine Treiber der Pandemie"). Die Studie selbst wird indes nicht veröffentlicht, was die Kritik an dem Vorgehen verstärkt.

Innerhalb unseres Unternehmens waren die Kandidaten für ein so großes Projekt schnell gefunden. Daran mitzuwirken, unserer Stadt in dieser bedrohlichen Lage zu helfen, hat alle über die Maßen motiviert und begeistert. Viele Kolleginnen und Kollegen hatten während der Zeit des Impfzentrums nahezu zwei Jobs, die sie ohne Wenn und Aber ausfüllten. Selten habe ich in einer Firma so viel Spirit gefühlt und erfahren wie in diesem Zeitraum. Für mich war auch klar, dass wir, solange wir es leisten konnten, diese Tätigkeit ehrenamtlich verrichten würden.

„Eventagenturen, Messespezialisten, auch die Bundeswehr war ein Thema."
Walter Plassmann

Walter Plassmann: Das Angebot von Boner und Alanta war ebenso überraschend wie überwältigend. Doch trotz aller Großzügigkeit war KV und Alanta klar, das können wir nicht allein auf die Beine stellen. Wir brauchten einen Dienstleister, der es schaffen würde, eine große Menge von Menschen schnell abzufertigen, und das in einer guten Atmosphäre. So kam man auf die Idee, Eventagenturen anzufragen, ich hatte an Messespezialisten gedacht, auch die Bundeswehr war ein Thema. Bald danach kam, zu unserem Glück, die Lösung mit OMR, den Online Marketing Rockstars.

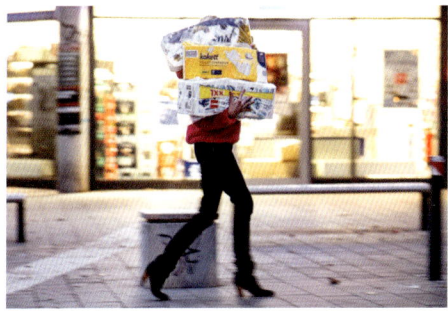

Die Hamburger hamstern: Nudeln, Konserven und Toilettenpapier sind teilweise ausverkauft. Der Handel reagiert mit Abgabebeschränkungen pro Einkäufer.

4 Grünes Licht von der Stadt

Die Sozialbehörde lässt „lange Leine" für Unternehmen und Zivilgesellschaft – ein Erfolgsrezept.

Walter Plassmann: Die Sozialbehörde gab an diesem 18. November ein Signal, das sich als zentrale Entscheidung für den Erfolg des Impfzentrums herausstellen sollte: Sie ließ lange Leine. Für jemanden wie mich, der viel mit Behörden, Institutionen und Gremien zu tun hat, war das eine wunderbare und leicht überraschende Botschaft, die Staatsrätin Melanie Schlotzhauer da ausgab.

Melanie Schlotzhauer: Das ist mein Führungsstil, den die Partner wohl nicht gewohnt waren. Ich arbeite ergebnisorientiert. Ich verliere aber nicht den Faden, sondern bleibe an den Themen dran. Und ich hatte ein supergutes Team. Das Zentrum bestand ja aus zwei Teilen: dem staatlichen, für den wir zu sorgen hatten, und dem ärztlichen Anteil. Ich kannte diese duale Konstruktion gut aus meinem beruflichen Vorleben. Daher wusste ich auch, es bringt nur Verwirrung, wenn ich mich einmische, obwohl ich und meine Behörde keine fachliche Expertise beitragen. Ich kann zum Beispiel keine bessere Impfapotheke aufbauen, aber ich kann Kühlschränke besorgen. Ich halte das für ganz wichtig: Man muss immer die Kompetenz des Gegenübers gelten lassen.

Walter Plassmann: Die Staatsrätin hatte eine einzige Vorgabe: Das Zentrum muss am 15. Dezember startklar sein. Das waren vier Wochen, und das bedeutete absoluten Stress. Es war absurd wenig Zeit, um etwas auf die Beine zu stellen, das es noch nirgendwo gegeben hatte und für das es keine passende Bauverordnung oder überhaupt irgendeinen Rahmen

---

16. November 2020
Die zwölfte MPK-Runde (Konferenz der Länder-Ministerpräsidenten); Bundeskanzlerin Angela Merkel drängt auf schärfere Maßnahmen, die Regierungschefs wollen noch abwarten.

18. November 2020
Staatsrätin Melanie Schlotzhauer gibt das Signal: Das Hamburger Impfzentrum muss am 15. Dezember 2020 startklar sein.

gab. Unser Architekt Olaf Schindel und sein Team haben Tag und Nacht geplant, sie haben Handwerksbetriebe gefunden, die bis zur Erschöpfung auf der Baustelle waren, und haben mit den zuständigen Behörden verhandelt, die sich alle sehr kooperativ verhalten haben. Die Baugenehmigung, die dann schließlich vorlag, konnte man als ein durchaus kreatives Papier ansehen.

Melanie Schlotzhauer: Ich hatte volles Vertrauen, dass wir im Plan waren und dass es klappen würde. Bei dem Impfzentrum handelte es sich um etwas unglaublich Hoffnungsfrohes. In diesen Tagen und Wochen stieg die Zahl der Infizierten, und die Behörden mussten Einschränkungen verkünden. Da war das kommende Impfzentrum ein starkes Symbol der Hoffnung.

> **„Ich hatte volles Vertrauen, dass es klappen würde."**
> Melanie Schlotzhauer

Benjamin Laatzen: Für mich ging es los, als Guido Tuschen am 18. November zu mir kam und fragte: Haben Sie Lust, die Welt zu retten? Es hieß, ich solle die KV in Personalfragen und Organisation unterstützen. Als Erstes rief ich also bei der KV an, Abteilung Personal. Ich erhielt eine Abfuhr: Nein, da haben wir gar keine Kapazitäten, wird sind mit den Testzentren ausgelastet. Jetzt war mir klar, dass es ernst wird. Es folgten diverse Telefonate und Treffen mit Ärzten sowie Personaldienstleistern. All-

27. November 2020
Der Senat verschärft die Regeln: Nur noch 5 Personen aus zwei Haushalten dürfen sich treffen.

Covid-19
7-Tage-Inzidenz für Hamburg
Neuinfektionen pro 100.000 Einwohner binnen 7 Tagen. Die zwei Wellen in Herbst und Winter 2020/21 verblassen im Vergleich zu späteren Zahlen, waren aber − vor der Impfkampagne − sehr gefährlich.

mählich nahm das Personal- und Organisationskonzept Gestalt an.
Was wir noch dringend brauchten, waren Personen aus der Eventbranche.
Leider verfügte ich über keinen wirklichen Kontakt zu dieser Branche, also
rief ich verschiedene Freunde an und fragte um Rat. So kam ich an den ent-
scheidenden Tipp. Mein alter Hockey-Freund Anton Pagendarm meinte: Ruf
mal Tim Sohnemann an. Ich kannte ihn nicht, rief ihn aber noch am selben
Abend gegen 22.30 Uhr an. Über ihn entstand der Kontakt zu OMR und
Jasper Ramm.

Tim Albers: Meine erste Notiz zum Thema datiert vom 19. November
2020. Ich glaube, zwei Tage zuvor wurde ich zum ersten Mal angesprochen, ob ich dabei mitmachen könne, die IT für eine Impfpraxis
aufzubauen. Ich dachte, Praxissoftware – das kennen wir, das kriegen wir
hin. Wir hatten ja alle keine Vorstellung, was daraus werden würde. Das
kam erst nach und nach. Als die Zielzahlen dazu kamen und das Stich-
wort „Messehallen": Da fing es langsam an, in mir zu rattern.

Walter Plassmann: Thomas Boner ist gleich in die Halle A3 eingezogen
und hat die Truppe zusammengestellt. Es war ein Höllenritt, in dieser extrem kurzen Zeit unter Beachtung der (glücklicherweise gelockerten)
Ausschreibungsbestimmungen die Partner-Firmen zu finden. Manche
Pitches fanden spätabends statt, und auch die hochkomplexen und
-dramatischen Vertragsverhandlungen mit OMR haben manche Nacht-
stunde gekostet. Aber schlussendlich galt auch hier: Vertrauen.

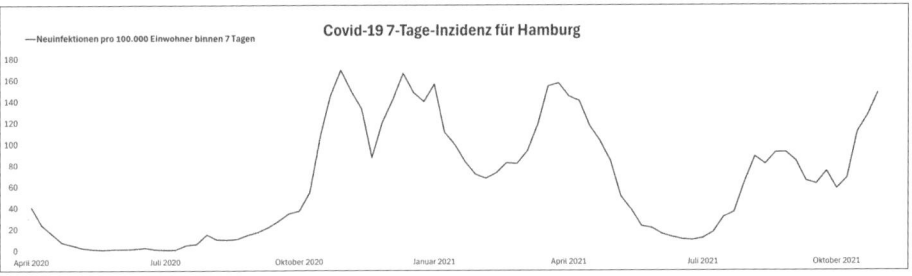

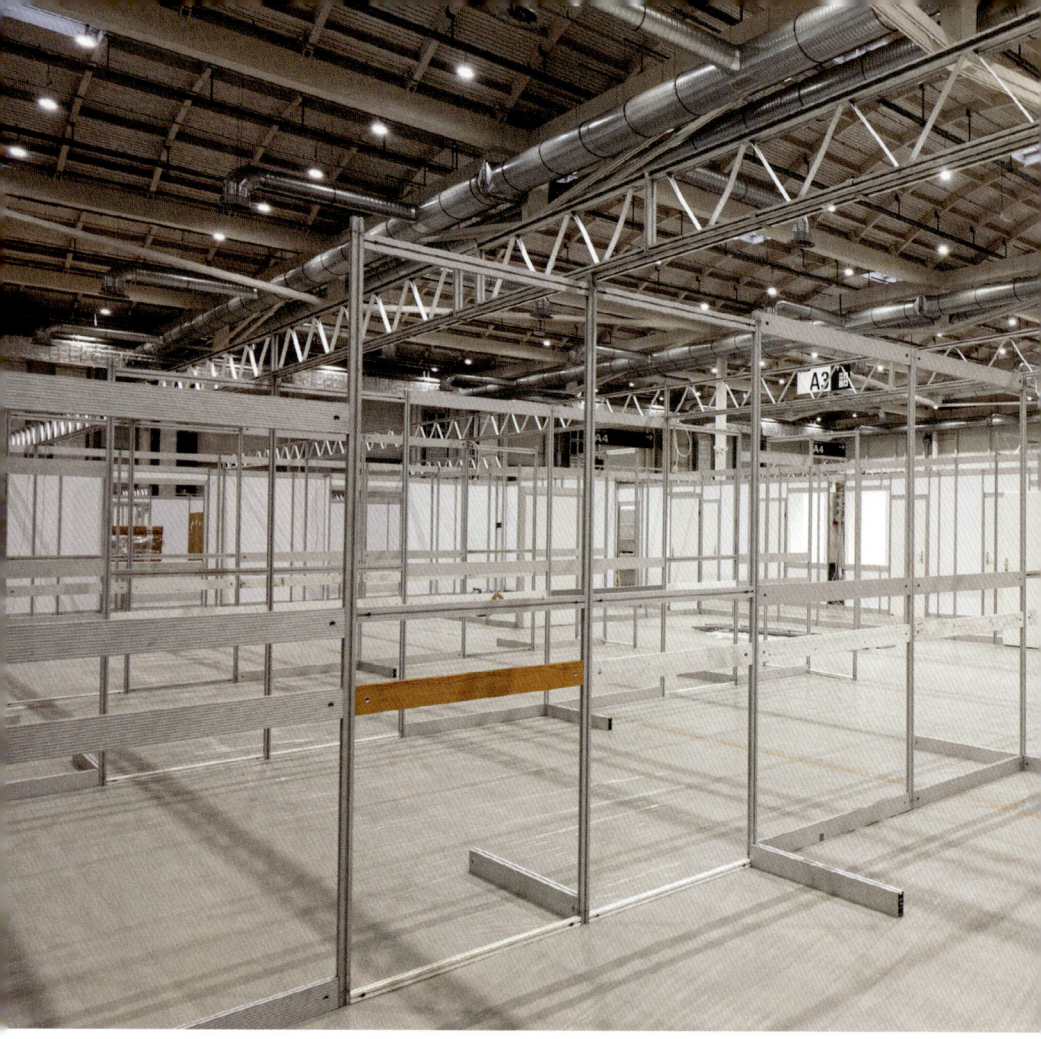

Nützliche Erfahrung:
Messebauer installierten
die mobilen Trennwände
für die abgegrenzten
Sektoren im Impfzen-
trum.

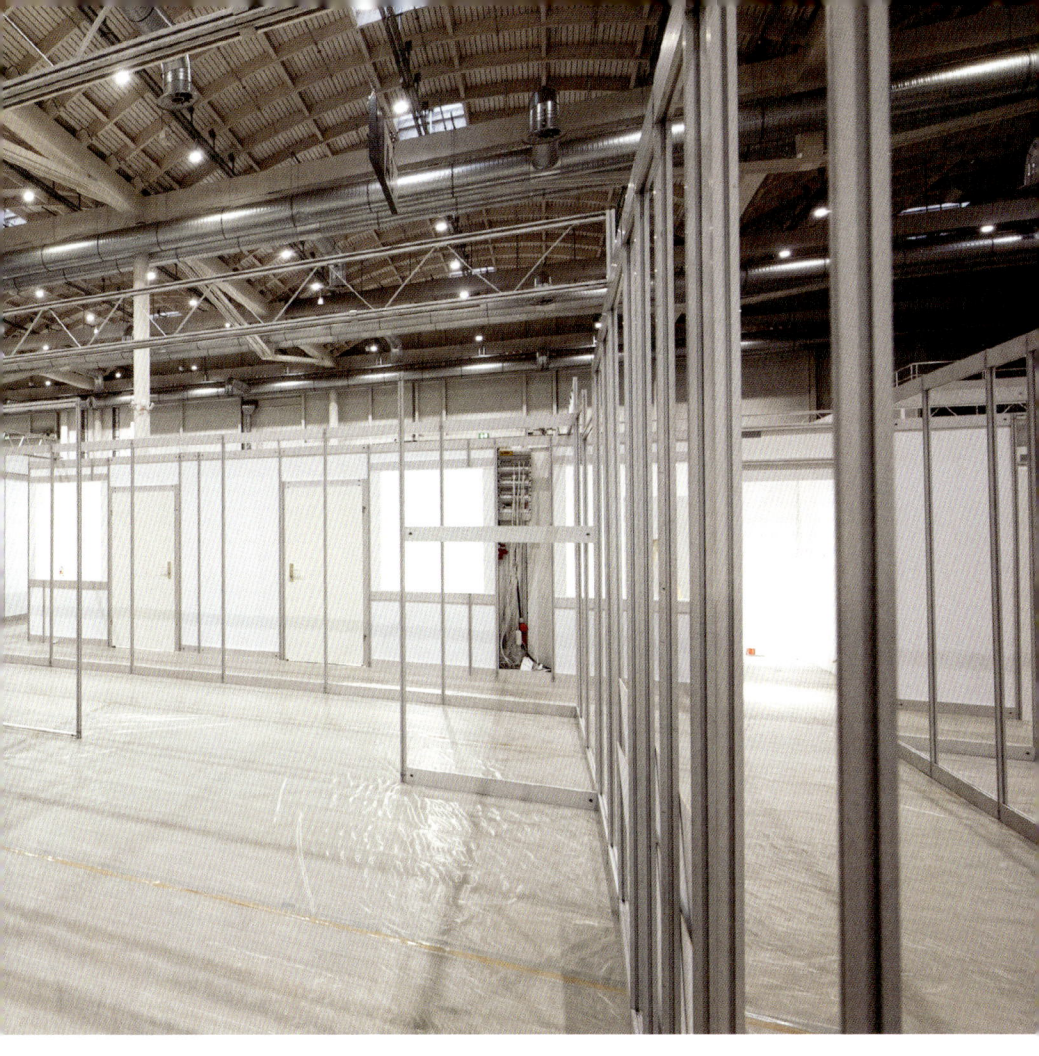

5 Die OMR greifen ein

Reihenweise Absagen von Event-
Agenturen – dann lassen sich die
Festival-Profis von OMR ins
Boot holen. Am Ende ein Glücksfall
für alle Seiten.

Jasper Ramm: Der Anruf von meinem Freund Tim Sohnemann kam am 1. Dezember abends. Ich hab nicht in Ansätzen begriffen, um was es ging. Er sagte, eine verrückte Geschichte, du musst helfen. Das war der Ton: „du musst, sofort", das kannte ich sonst nur von familiären Notfällen.

Walter Plassmann: Bei den Dienstleistern für die Organisation und Abwicklung hatte es reihenweise Absagen gegeben. Das hat sich keiner zugetraut. Nur eine Firma hat gesagt, wir können reden. OMR, die Online Marketing Rockstars. Ich wusste, OMR hatte Festivals wie Wacken und Rock am Ring gemacht. Das hat mich überzeugt.

Das für den Mai 2020 geplante OMR-Festival in den Messehallen (im Bild: OMR-Gründer Philipp Westermeyer in leerer Halle) musste im März abgesagt werden. Im Dezember allerdings bekam der Veranstalter unverhofft eine neue Aufgabe an gleicher Stelle ...

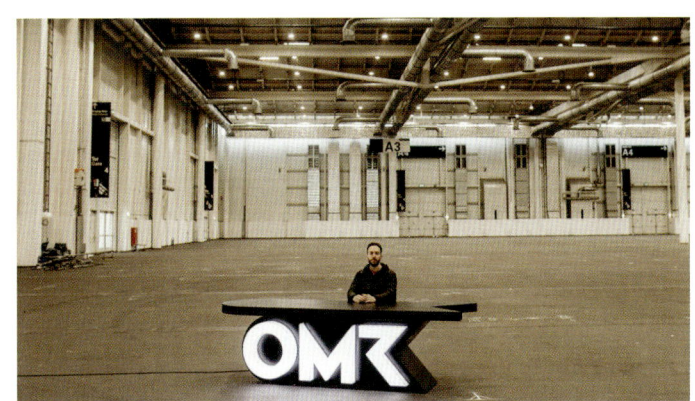

3. Dezember 2020
Der Senat verbietet die Abgabe alkoholischer Getränke „zum sofortigen Verzehr". Ziel der Maßnahme sind die stark besuchten vorweihnachtlichen Glühweinstände.

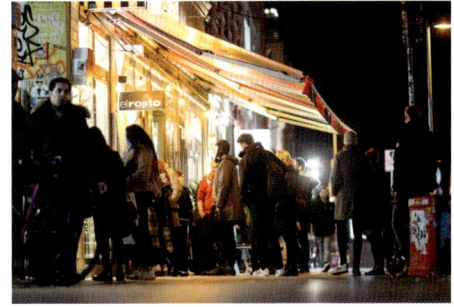

Jasper Ramm: Ich weiß gar nicht, woher dieser Wacken-Mythos kommt. Wir sind eigentlich ein digitaler Fachverlag, Blog, Podcasts, Weiterbildungsformate. Außerdem haben wir ein Event geschaffen, 2019 mit 56.000 Leuten jeden Tag. Was wir tun, hat wenig Sinn mit freien Mitarbeitern, man braucht Leute, die sich committen. Dafür konnten wir Top-Profis für Live Events begeistern. Davon haben einige vorher Wacken und anderes organisiert. Irgendjemand hat das aufgeschnappt. Aber OMR hat, abgesehen von einer freundschaftlichen Verbindung, mit Wacken eigentlich nichts zu tun.

Benjamin Laatzen: Nach dem ersten Kontakt mit Jasper Ramm und OMR war mir klar, dass es ohne die nicht klappen würde. Am 5. Dezember habe ich dann das finale Personalkonzept vorgelegt. Dies enthielt zwei zentrale Empfehlungen: ein Start mit einem kleinen festen Team aus Ärzten und MFAs über den Dienstleister Doctari, um die Abläufe einzustudieren und zu optimieren. Danach ein sukzessives Hochfahren mit Ärztinnen und Ärzten von der KV bei Erhalt der Kernmannschaft von Doctari. Der zweite Punkt: Beauftragung von OMR, da sie mit der Durchführung von Großveranstaltungen auch in der Messe Hamburg bestens vertraut sind.

Jasper Ramm: Am 2. Dezember war ein Treffen um 9.30 Uhr bei Alanta angesetzt. An dem Morgen war ein Megastau um die Alster, ich musste mein Auto stehen lassen, ein E-Bike nehmen und bin dann weitergehetzt. Ich hasse es, zu spät zu kommen. Es stellte sich heraus, dass Thomas

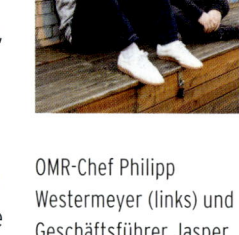

OMR-Chef Philipp Westermeyer (links) und Geschäftsführer Jasper Ramm

13. Dezember 2020
Am dritten Advent beschließen Kanzlerin Merkel und die Ministerpräsidenten, dass doch ein „harter Lockdown" notwendig ist. Der Einzelhandel – mit Ausnahme der Geschäfte für den täglichen Bedarf – muss schließen, ebenso Schulen und Kitas.

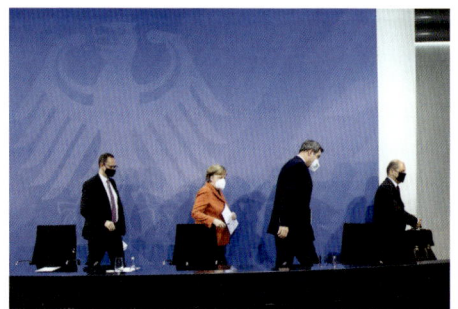

Boner im selben Stau stand. Das brach sofort das Eis, es fand sich schnell eine Ebene, bei der klar war: Das wird harmonieren. Wir haben uns nach dem Treffen mit der Ansage verabschiedet: Wir denken mal drauf rum. Wir hatten keinerlei Erfahrung in einer Zusammenarbeit, die wir nicht selbst steuern. Das soll nicht arrogant klingen, aber so was muss man ja lernen. Wir als Dienstleister, für die Stadt, mit dem Thema Gesundheit? Das schien so weit weg wie nur irgendetwas. Gute Laune herstellen, Massen lenken, Sachen optimieren, das können wir gut. Aber über das, was da kommen sollte, wussten wir nichts.

„Gute Laune herstellen, das können wir.
Über das, was da kommen sollte, wussten wir nichts."
Jasper Ramm

Es folgte eine tolle Nacht. Noch am selben Abend habe ich mich mit zwei Kollegen von der technischen Seite getroffen. Als wir uns trennten, lautete die Verabredung: Wir sprechen mit unseren Familien, ob es okay ist, wenn wir Weihnachten, Silvester und für unabsehbare Zeit weiter in dem Projekt sind. Zwei von drei mussten zustimmen. So war es dann auch, zwei von drei sagten ja. Am nächsten Morgen ging es los.

Ich kriege sofort Gänsehaut, wenn ich an diese zwei Wochen danach denke, das waren die emotionalsten Tage meiner Karriere. Wir waren in einer Brett-vor-dem-Kopf-Situation, unser Festival abgesagt, alle Dienstleister rundum weg, gute Leute in anderen Jobs. Das war lähmend.

---

16. Dezember 2020
Über 30.000 Infektionen, die Inzidenz ist nach einem kurzen Rückgang auf 138 gestiegen.

Der Lockdown wird verschärft und trifft nun auch Schulen und Kitas. Von den Weihnachtsferien an besteht keine Präsenzpflicht mehr an den Hamburger Schulen; das sollte sich bis zum 8. April 2021 hinziehen.

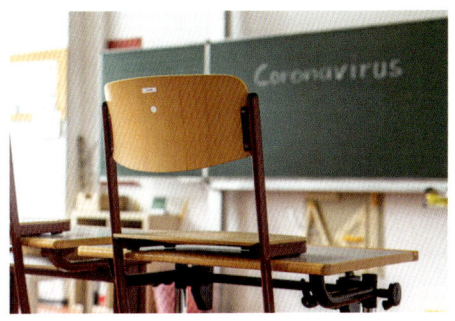

Wir hatten uns entschieden, es noch positiv zu sehen. Die Entwicklung mit dem Impfzentrum sehe ich für uns als geradezu schicksalhaft. Wir konnten jetzt den Kern des Problems bekämpfen, ja wurden sogar darum gebeten. Unsere Haltung war von Anfang an: Wir bekämpfen das Virus mit allem, was wir können. Wir können nicht die Welt retten, aber ein Zentrum bauen, das können wir.

Ein frühes Organigramm des Impfzentrums spiegelt das Zusammenwirken von Behörden, Privatunternehmen und Ärzteschaft.

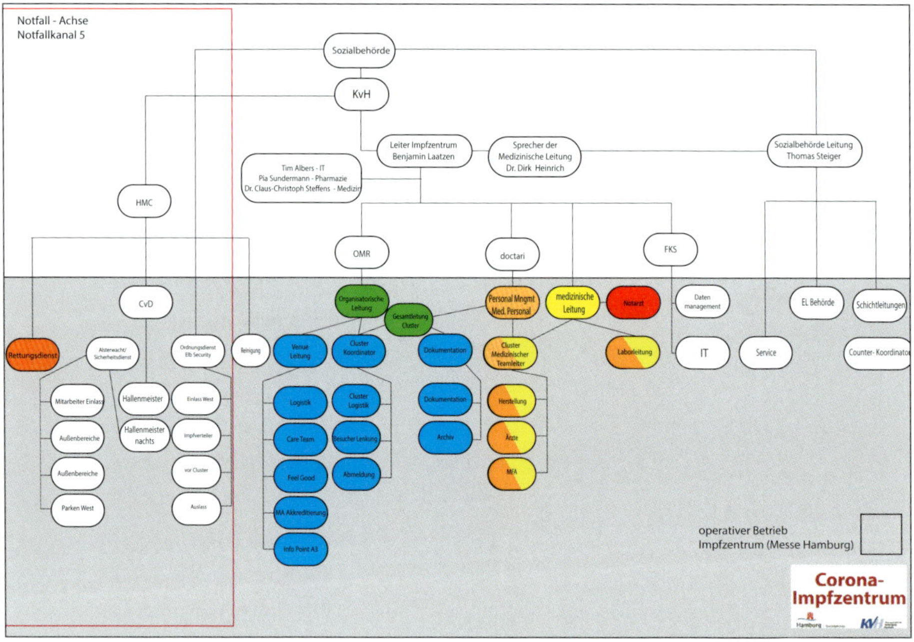

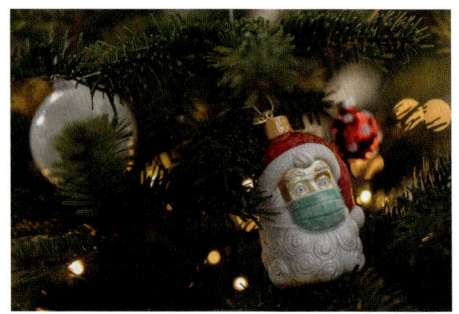

24. Dezember 2020
An Heiligabend erreicht die Inzidenz in Hamburg einen neuen Höchststand: 179,6.

Tim Albers: Als sich abzeichnete, was da auf uns zukommt, rief ich zwei alte Studienfreunde an. Axel Klaus von der Firma FKS, Friedrich Karl Schroeder, ein großer Hamburger IT-Mittelständler, und Daniel von sum.cumo, ein führender Web-Entwickler. Wir hatten gut zwei Wochen, um eine Lösung an den Start zu bringen, absurd wenig Zeit für so eine Entwicklung. Aber es war dieser Gänsehaut-Moment, von dem viele erzählen: Wir sind dabei, wenn etwas Bedeutendes für die Gesellschaft zu tun ist. Dafür haben wir uns die Nächte um die Ohren gehauen. Dieses Engagement, alle wollten etwas erreichen und haben es am Ende auch geschafft, das hat die Truppe zusammengeschweißt. Diese Verbindungen werden ein Leben lang halten.

Walter Plassmann: Es war fast ein Hase-und-Igel-Spiel: Wir mussten das Tempo, das die ersten Zentrums-Mitarbeiter vorlegten und das absolut notwendig war, um das von der Behörde vorgegebene Zeitziel zu erreichen, in Einklang bringen mit den Verwaltungsvorgaben einer öffentlich-rechtlichen Körperschaft. Alanta, OMR und die übrigen Beteiligten hatten hier einen Crashkurs in Sachen Verwaltungsrecht zu durchlaufen. Aber auch dank der vereinfachten Rahmenbedingungen konnten wir die Sache gut bewältigen. Trotzdem, das war purer Rock'n'Roll.

27. Dezember 2020
Im Hospital zum Heiligen Geist in Poppenbüttel beginnen die Impfungen.

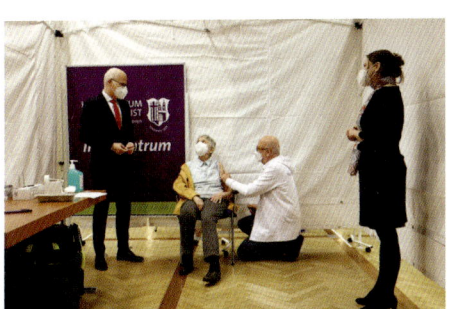

Dirk Heinrich impft die 84-jährige Karin Sievers, Bürgermeister Tschentscher und Senatorin Leonhard beobachten die erste Impfung in Hamburg.

6 Der Impfstoff ist da

Streng geheim: Kurz vor Weihnachten
treffen die ersten Biontech-Vials
in Hamburg ein. Bei einem prominent
besetzten Treffen wird der Umgang
geübt.

Thomas Boner: Ich weiß noch genau, wie zum ersten Mal der Biontech-Impfstoff angeliefert wurde. Das fühlte sich an wie das Größte überhaupt, wie der schönste Diamant der Welt, so ungefähr. Dabei war es ja nur eine ganz kleine Kiste. Das war tatsächlich eher unspektakulär, aber der emotionale Effekt war groß.

Pia Sundermann: Das war sehr aufregend. Die erste Lieferung erfolgte an einen geheimen Ort. Wir waren nur eine kleine Gruppe, die den Impfstoff sozusagen in Empfang genommen hat: der Bürgermeister, Dr. Dirk Heinrich, ein Team des Roten Kreuzes und ein Team der Hafenärzte. Das war schon aufregend, da wir sehr wenig über den Impfstoff wussten, nur dass er sehr empfindlich auf Erschütterungen reagiert.

Thomas Boner: Bürgermeister Peter Tschentscher selbst hat eine Spritze aufgezogen und an dem Ablauf mitgearbeitet, der dann hunderttausende Male wiederholt wurde. Man könnte es die Tschentscher-Methode nennen. Aber es war natürlich eine Team-Leistung.

Dirk Heinrich: Das war schon interessant, man kam an diesen geheimen Ort und Peter Tschentscher stand hinter der Tür, das war sehr lustig. Ich habe dann das allererste Vial, das erste Injektionsfläschchen, aufgezogen. Da haben wir, also Pia Sundermann und ich, im Wesentlichen schon den Prozess des Aufziehens erarbeitet, es durfte ja keine Erschütterungen oder Verwirbelungen geben.

Die Entwicklung der Covid-Impfstoffe

Ende März 2020
Vier Monate nach Ausbruch, hatten sich sechs Impfstoffhersteller für Unterstützung durch die Coalition for Epidemic Preparedness Innovations (CEPI) qualifiziert, darunter Curevac (Tübingen), Moderna, die University of Oxford (später mit AstraZeneca) und Novavax.

Pia Sundermann: Die Herausforderung beim Aufziehen bestand in der sehr kleinen Menge je Applikationsspritze. Das Schwierige war, dass zu dem Zeitpunkt noch gesagt wurde, dass wir ganz vorsichtig mit dem Impfstoff umgehen müssten. Das Handling haben wir dann mit allen geübt, indem wir ähnliche Vials mit einer Spüli-Lösung gefüllt haben und versucht haben sie aufzuziehen, ohne das es schäumt.

Die erste Impfung war dann zwischen Weihnachten und Neujahr, am 27. Dezember, im Hospital zum Heiligen Geist in Poppenbüttel. Der Treffpunkt war in einem großen Saal mit einer Theaterbühne. Alle waren aufgeregt und die einzelnen Teams wurden eingeteilt. Für den riesigen Saal, in dem die ersten Heimbewohner geimpft wurden, haben die Apothekerin Anna Schäcke und ich den Impfstoff in der winzigen Theaterumkleide aufgezogen.

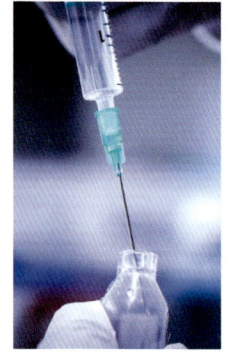

Thomas Boner: Die allererste leere Ampulle haben wir gerettet, später in Plexiglas gegossen und Dirk Heinrich für seinen Schreibtisch geschenkt. Zu Beginn hat man den Impfstoff behandelt wie ein rohes Ei, wir wussten, er ist sehr empfindlich, aber nicht, was das genau bedeutete. Die Ersten von uns, die ihn tragen mussten, sind förmlich dahingeschwebt.

Dirk Heinrich: Ich habe dann ein Team von ärztlichen Leitern handverlesen, das waren Kolleginnen und Kollegen, die ich kannte und von denen ich wusste, dass sie belastbar sind, dass sie führen können und aus großen Praxen über Systemkenntnisse verfügen. Zum Teil waren sie auch schon im Heilig-Geist-Spital dabei: Klaus Becker, Bastian Steinberg, Hans-Peter Scheidel, Stefanie Fix

---

11. Mai 2020
Die Bundesregierung fördert Forschung und Entwicklung von Corona-Impfstoffen mit 750 Millionen Euro. Geld geht an die drei Biopharmazie-Unternehmen Biontech aus Mainz, Curevac und IDT Biologika aus Dessau. Curevac und IDT stellen die Entwicklung der ersten Impfstoff-Generation später ein.

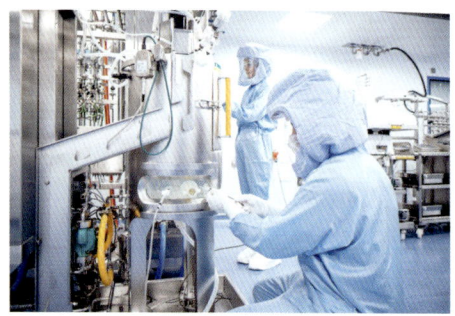

und Gerhard Lange-Manchot, dazu Cornelius Rau als wissenschaftlicher Mitarbeiter. Die Truppe war während der ganzen acht Monate dabei. Da gab es viel Erfahrung und Kenntnisse, gerade auch im Umgang mit Kollegen. Und Führungserfahrung, ich nenne das Systemkenntnis.

Thomas Boner: Entscheidend war, dass wir alles so standardisierten und absicherten, dass keine Fehler passieren konnten. Das war die Kernkompetenz von Alanta, die wir eingebracht haben. Unsere Stärke sind die Prozesse, genau definierte Abläufe für höchste Sicherheit.

> **„Zu Beginn hat man den Impfstoff behandelt wie ein rohes Ei. Die ihn tragen mussten, sind förmlich dahingeschwebt."**
> Thomas Boner

Pia Sundermann: Später im Impfzentrum, als die täglichen Impfzahlen hochgingen, haben wir die Herstellung der Spritzen auch noch in die einzelnen Cluster verlegt. Ich bin stolz darauf, dass die Herstellung der Impfstoffspritzen nicht der limitierende Faktor war, wie wir es aus anderen Impfzentren gehört hatten. Das Team war wirklich großartig!

Thomas Boner: Das ist ein gutes Beispiel dafür, was hinter dem Funktionieren des Zentrums stand: harte, strukturierte Arbeit. Der Spirit, also der Spaß und die Begeisterung, die viele erlebt haben, konnte nur auf diesem Fundament entstehen.

---

9. November 2020
Biontech veröffentlicht vielversprechende Daten zu seinem Corona-Impfstoff: Es besteht ein mehr als 90-prozentiger Schutz vor der Krankheit Covid-19. Später im Monat gibt es auch positive Daten aus den Studien des anderen mRNA-Impfstoffs von Moderna sowie von AstraZeneca (Vektor).

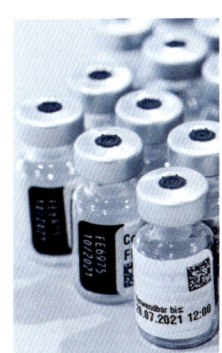

Dezember 2020
Der Covid-19-Impfstoff von Pfizer-Biontech steht für erste Impfungen zur Verfügung.

7   Es geht los!

Das Zentrum muss in Zeitlupe starten: Impfstoff ist knapp, auch die über 80-Jährigen müssen zum Teil lange warten. Doch der Mangel kommt dem Team beim allmählichen Ausbau zugute.

Constantin Blanke-Roeser: Auf meine Bewerbung hin kam am 23. Dezember der Anruf vom Personal-Dienstleister Doctari, und am 29. Dezember war ich schon zum Schulungstag in den Messehallen. Ich war sofort überwältigt von den Dimensionen, der Organisation, der Erwartung. Am Anfang war nur ein Pool an fest über Doctari beschäftigtem Personal da, etwa Ende Februar kamen Ärzte dazu, die sich über die Kassenärztliche Vereinigung registriert hatten und über ein Buchungsportal Schichten zugeteilt bekamen. Ich wurde Ende Januar fest einem Cluster als Impfarzt und Medizinischer Teamleiter zugewiesen. In allen Clustern etablierten sich Kernteams, so entstanden Vertrauen und eine gewisse Identifikation.

Der große Tag beginnt mit Sorgen: Der Impfstoff reicht bis auf weiteres nur für einige hundert Impfungen. Zum Vergleich: Mit 697 neu gemeldeten Infektionen ist gerade ein Tages-Höchststand erreicht.

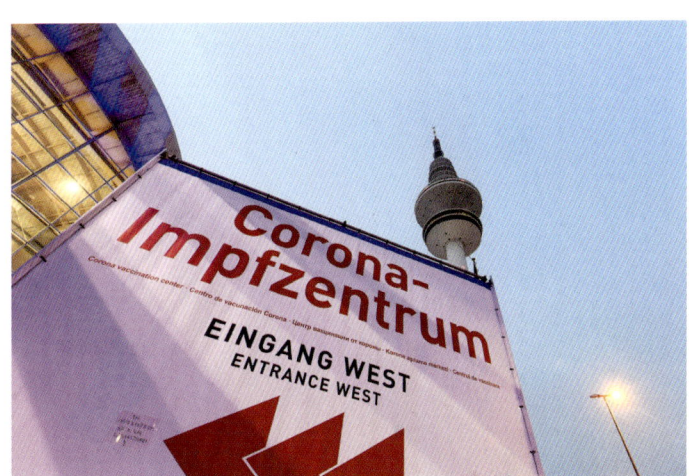

Zum Jahreswechsel gilt bundesweit ein Versammlungsverbot. In Hamburg gibt es insgesamt über 40.000 bekannte Infektionen.

5. Januar 2021
Das Impfzentrum nimmt seinen Betrieb auf, zunächst mit wenigen hundert Terminen pro Tag.

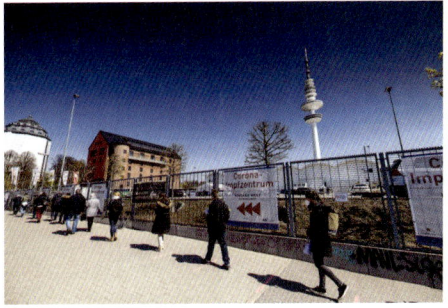

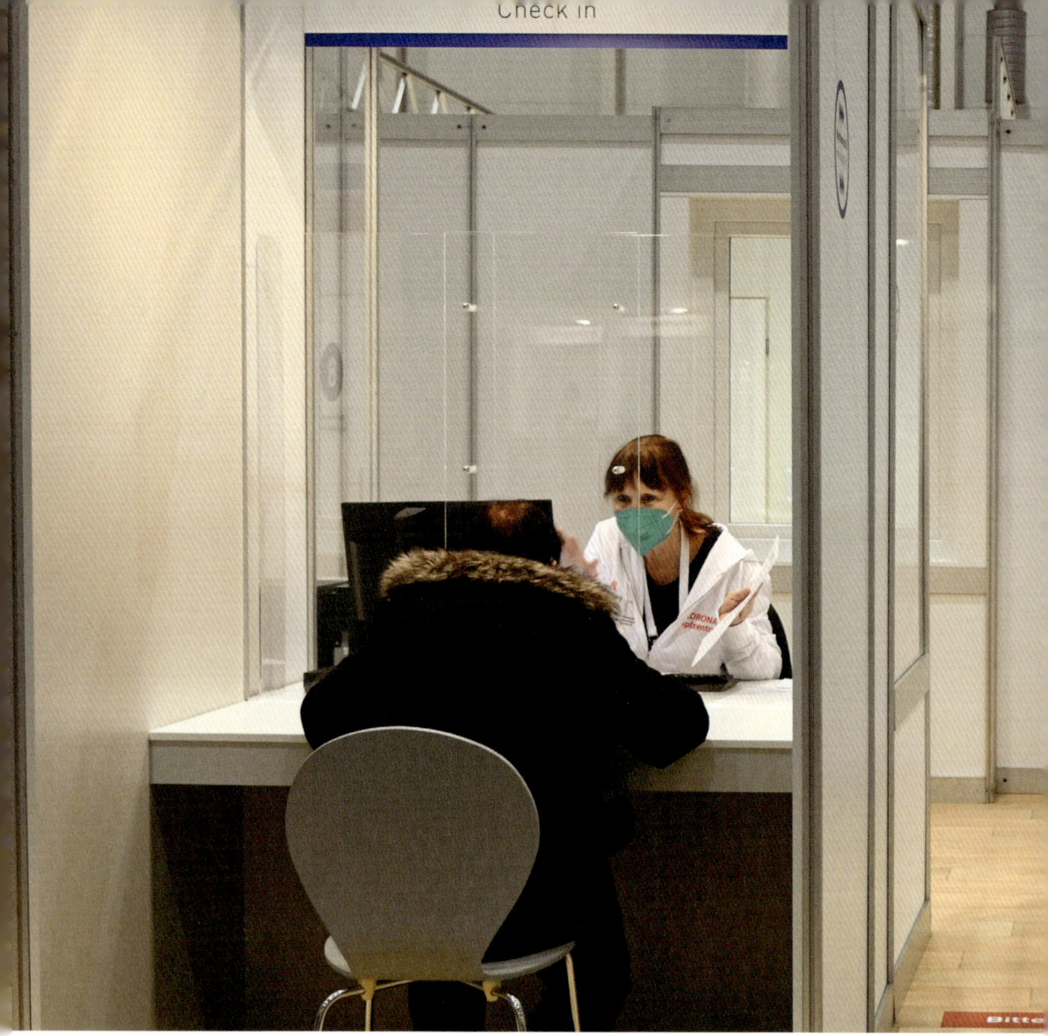

Foto oben: Die Anmel-
dung in der Anfangs-
phase, als der Impfstoff
noch sehr knapp war;
häufig eine anspruchs-
volle Situation für Impf-
ling und Behördenmit-
arbeiter, denn hier war
die Berechtigung zu
klären.

Vor jeder Schicht gab
es ein Briefing für das
medizinische Personal.
Tagesaktuelle Infor-
mationen, schnelle
Entscheidungen
und gemeinsamer Er-
fahrungsaustausch
waren Basis für den
Teamgeist.

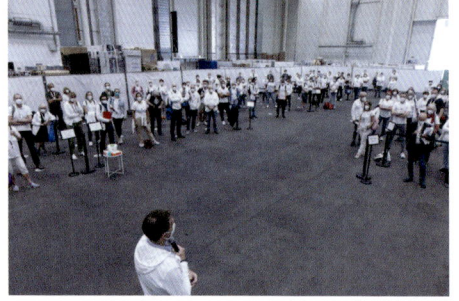

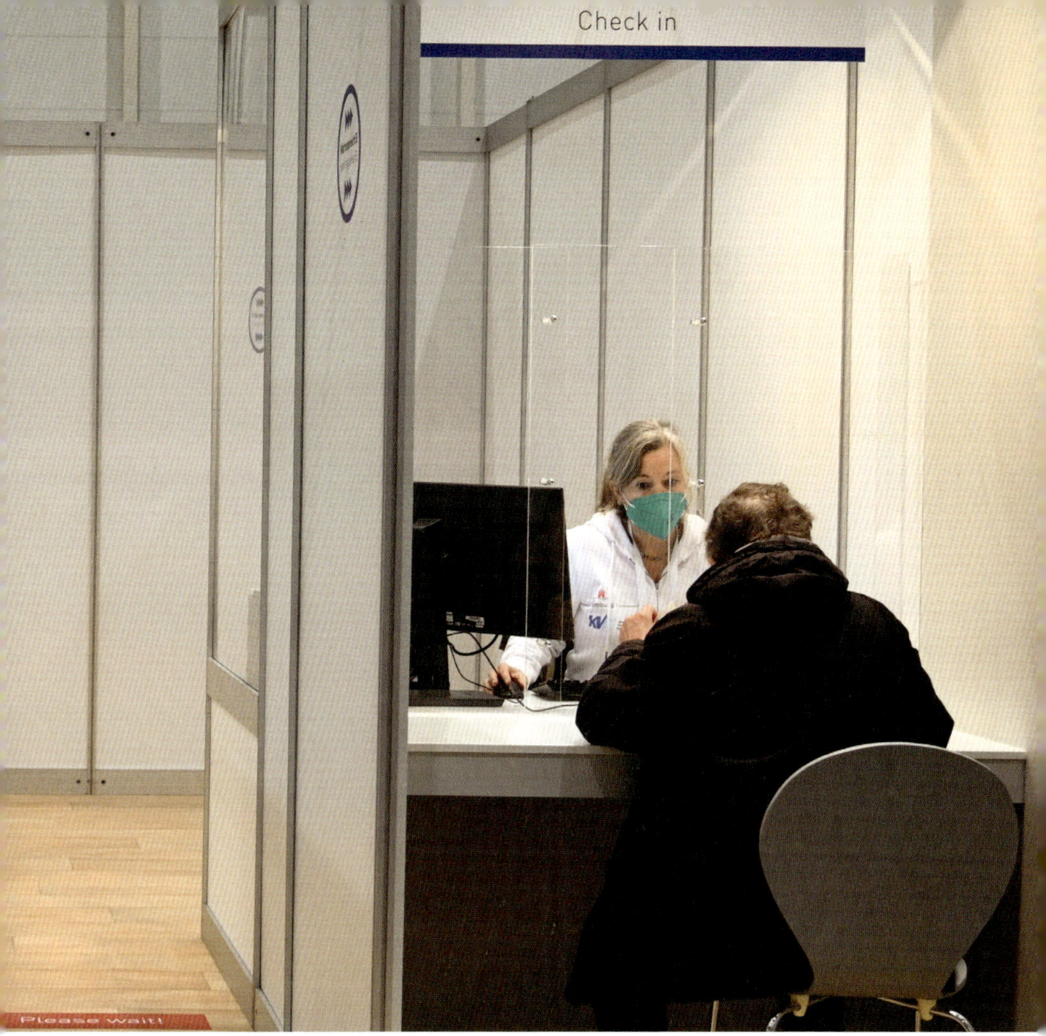

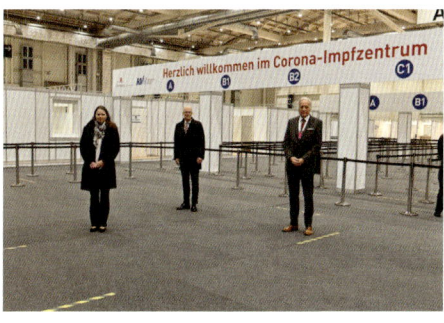

Bürgermeister Dr. Peter Tschentscher (hinten), Sozialsenatorin Melanie Leonhard und KV-Vorstand Walter Plassmann bei der Eröffnung des Impfzentrums am 5. Januar 2021.

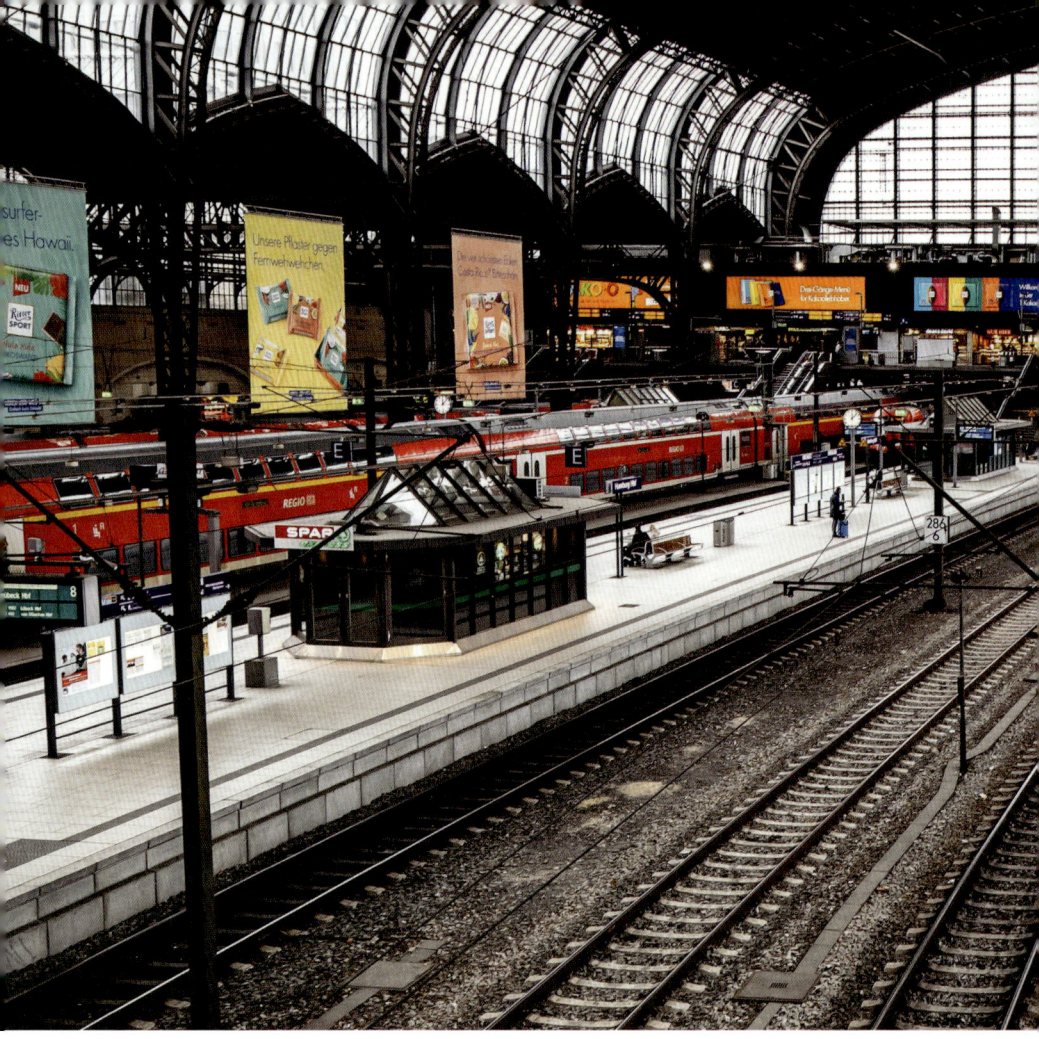

Symbol für den Lock-
down: gespenstische
Leere im Hauptbahnhof.
Im ersten Halbjahr 2021
gab es deutschlandweit
rund 480 Millionen
Reisen in DB-Zügen.
Zum Vergleich: Im ersten
Halbjahr 2020 waren es
rund 663 Millionen,
2019 – vor Corona –
noch über eine Milliarde.

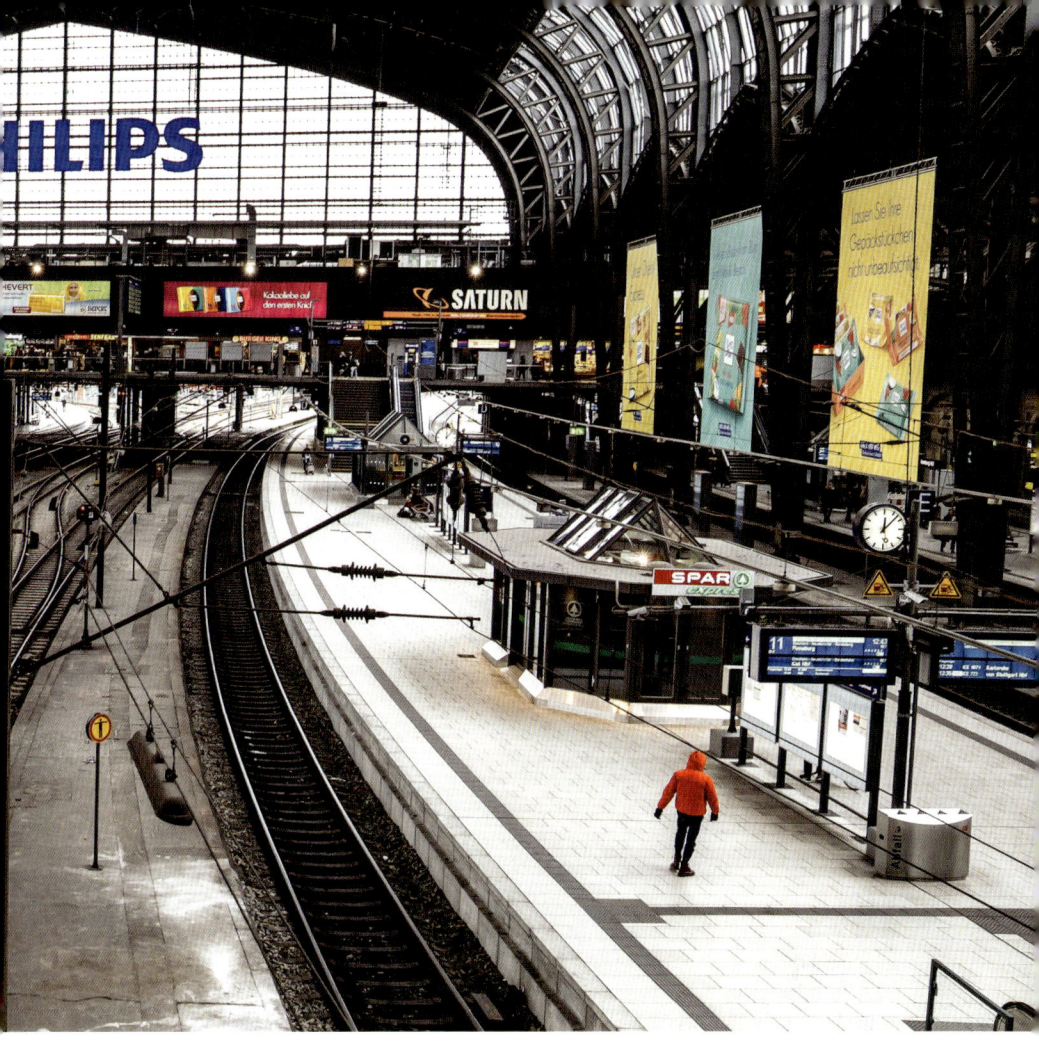

Dirk Heinrich: Diese Truppe, am Anfang noch recht übersichtlich, wollte die Pandemie besiegen. Und sie traf auf Menschen, die geimpft werden wollten. Der Mangel an Impfstoff am Anfang war in dieser Hinsicht ein Glück, wir hätten nicht vom Start weg 10.000 Impfungen pro Tag schaffen können.

Benjamin Laatzen: Wir hatten zwei Ziele: Das Impfzentrum sollte ein Ort der Hoffnung sein. Und die Menschen sollten sich nach der ersten Impfung auf die zweite Impfung freuen. Wir haben gelernt, was es für Freude macht, anderen eine Freude zu machen. Und bei den meisten haben wir das geschafft. Ein wichtiger Faktor war die Dankbarkeit der Menschen für dieses Angebot. Das ergab ein sich selbst verstärkendes System: Anerkennung für die Arbeit, mehr Freude daran, Freude, die zu den Impflingen zurückkam. Am Anfang kamen die Hochbetagten, die sich freuten, ihre Enkel wieder treffen zu können. Es spielten sich reihenweise rührende und sehr emotionale Szenen ab.

> „Die Menschen sollten sich nach der ersten
> Impfung auf die zweite freuen."
> Benjamin Laatzen

Jasper Ramm: Zu Beginn waren es von unserer Seite vierzig Leute, unser Kernteam. Die hatten ein blödes Jahr hinter sich und waren gerade dabei,

---

Ab 8. Januar 2021
sind Kontakte über den eigenen Haushalt hinaus nur noch mit einer weiteren Person zulässig.

18. Januar 2021
Die Ministerpräsidenten der Länder vereinbaren eine abermalige Verlängerung und Verschärfung des Lockdowns zunächst bis zum 14. Februar.

etwas zu entspannen. Sie sollten drei Monate freimachen, das hatten wir so organisiert, diese Zeit hatte gerade erst angefangen. Diese Kollegen habe ich, einen nach dem anderen, angerufen, und am nächsten Morgen waren alle im Büro, auch wenn sie, zum Beispiel, schon in Stockholm waren.

Tim Albers: Man muss sich die Dimensionen bewusst machen: Zehn bis zwanzig Spezialisten waren mit der Software-Entwicklung befasst, insgesamt waren es hunderte IT-ler, die mit dem System von Information und Dokumentation zu tun hatten. Dazu gehört ja nicht nur das Schreiben von Programmcodes, sondern auch Design, Workflow, Admins, die die Software überwachen. Aber pünktlich am 15. Dezember war die Software bereit: Sie hieß „panex".

Es ging hier ja um sensible Daten, die konnte man nicht in irgendwelchen Clouds speichern. Es musste ein in sich abgeschlossenes und von außen unangreifbares System geben, das nur im Impfzentrum und nur für die Dauer seines Bestehens existierte. Das setzte hundert Counter voraus, die gleichzeitig arbeiten, dafür brauchtes wir leistungsfähige Server.

Kathrin Breer: Ich wohne praktisch gegenüber den Messehallen im Schanzenviertel, später hatte ich wahrscheinlich den kürzesten Arbeitsweg aller Mitarbeiter. Ich habe also die Eröffnung ziemlich direkt mitbekommen und gegoogelt, was für Jobs es da gibt. Ich habe lange bereut, dass ich bei der Flüchtlingswelle 2015 nichts getan habe, weil ich

---

20. Januar 2021
Der Hamburger Senat vereinbart, die MPK-Beschlüsse „vollständig und konsequent umzusetzen". Das bedeutet: „medizinische Masken" im öffentlichen Leben. Auf die Arbeitgeber wird der Druck erhöht, Homeoffice zu ermöglichen. Bei den Hamburger Kitas wird, später als anderswo, von „eingeschränkter Regelbetreuung" auf „erweiterte Notbetreuung" umgestellt.

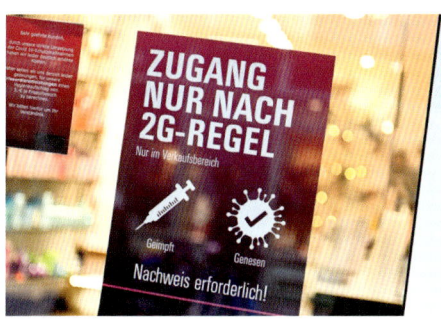

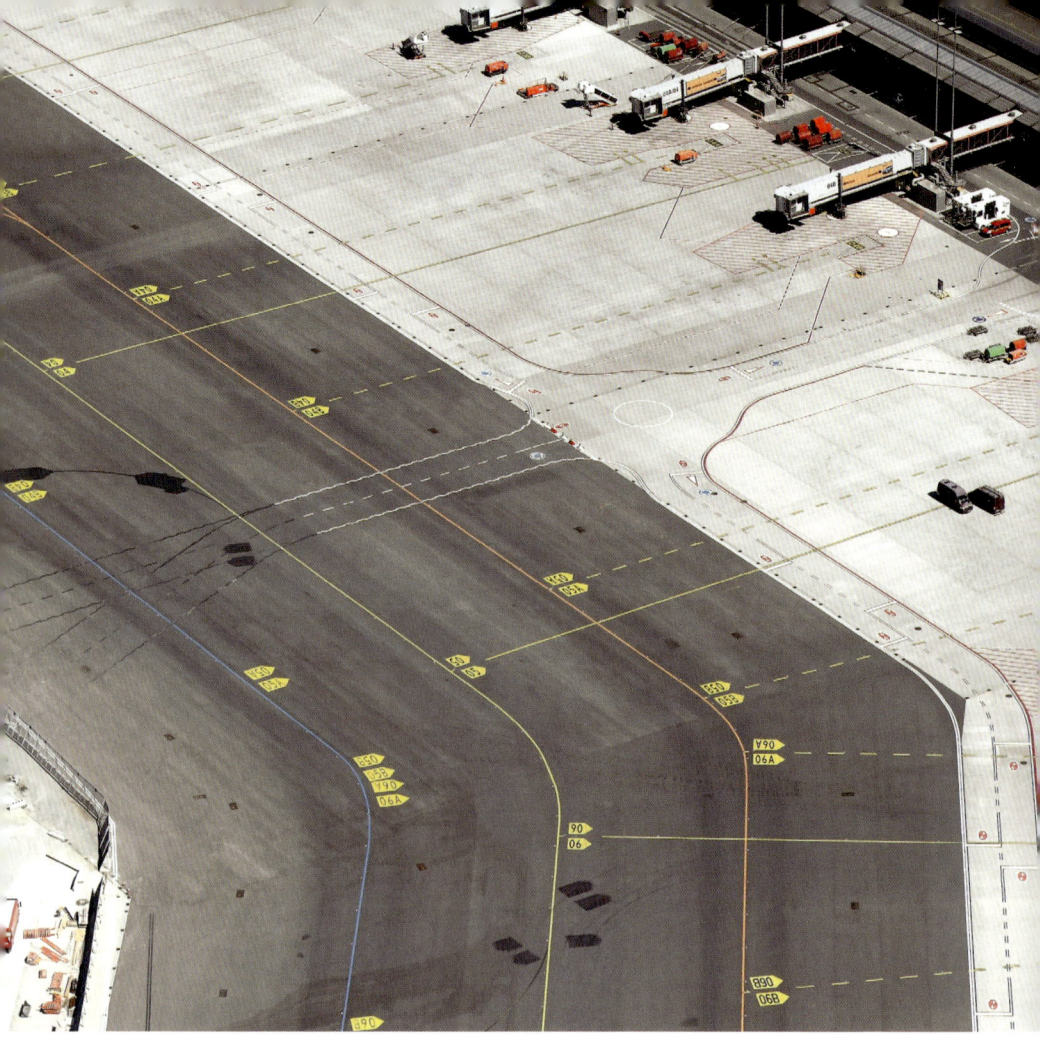

Der Hamburger
Flughafen in der Lock-
down-Phase: Im ganzen
Jahr 2020 betrug die
Zahl der Passagiere
etwa ein Viertel im Ver-
gleich zu 2019.

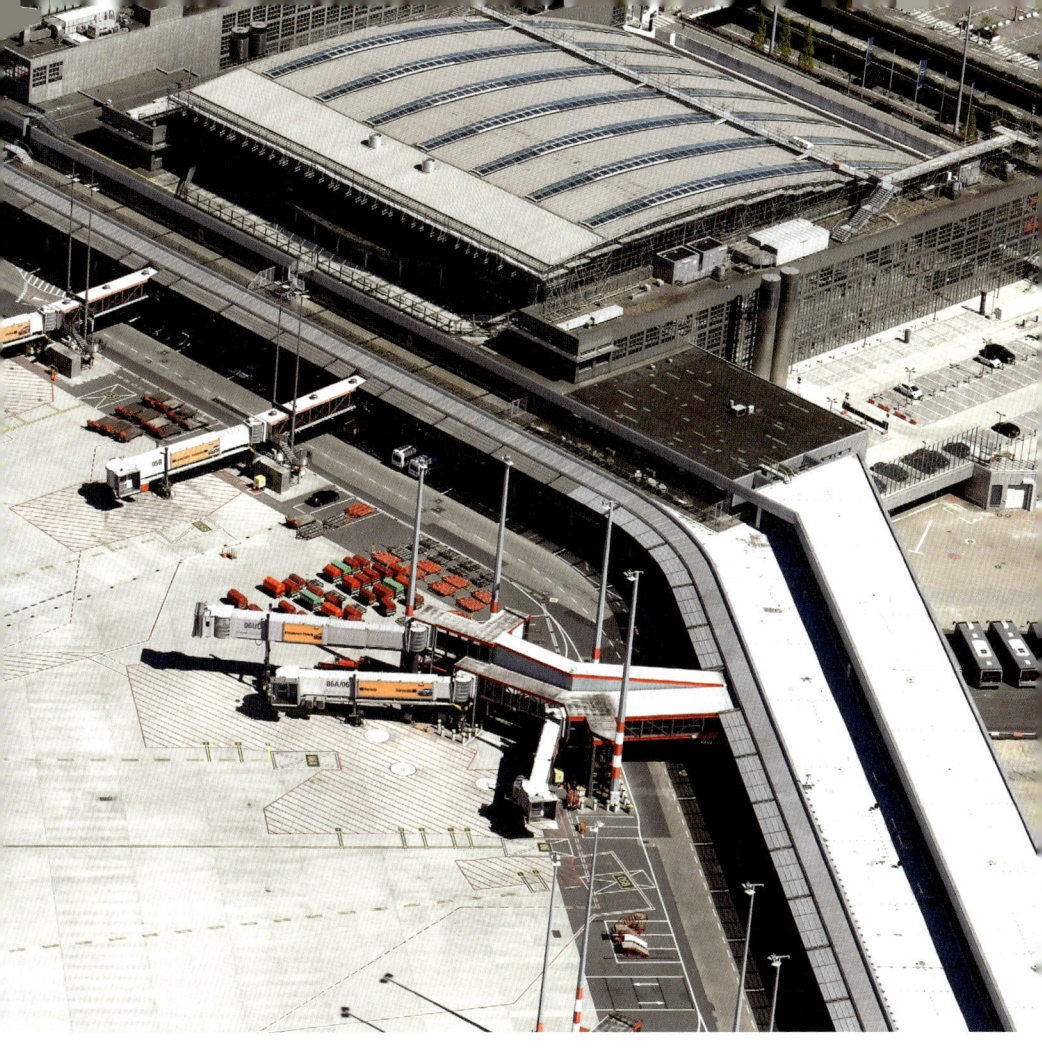

meinte, dafür keine Zeit zu haben. Mir war klar, wenn wieder etwas kommt, das die ganze Gesellschaft betrifft, helfe ich mit. Als Journalistin konnte ich gerade nicht viel beitragen, das mussten Leute mit medizinischer Kompetenz machen. Als Helferin im Impfzentrum zu arbeiten, war genau richtig, fand ich.

Benjamin Laatzen: Wir hatten im Zentrum eine sehr steile Lernkurve. Man muss offen sagen: Wenn es am Anfang nicht die Begrenzung durch den knappen Impfstoff gegeben hätte, wären wir wahrscheinlich aus der Kurve geflogen. So konnten wir die Abläufe stetig verbessern und nach oben skalieren. Es galt das Prinzip: Jeder guckt und passt auf. Nach den Impflingen sowieso, aber auch auf alle Prozesse. Nach jeder Schicht haben wir uns gewerksübergreifend miteinander ausgetauscht, um uns stetig zu verbessern.

Tim Albers: Alles begann mit rund 100 PCs samt Druckern für die Counter am Empfang. Dort saßen die Behördenmitarbeiter, die alle Daten in Formulare tippten. Wir durften weder die Ausweise scannen noch die Versichertenkarten einlesen, deshalb war das so umständlich. Die Impflinge sind dann mit ihren ausgedruckten Bögen, so etwa acht bis zehn Seiten, durch den ganzen Prozess gegangen, da kamen weitere Vermerke, Unterschriften und Aufkleber hinzu. Am Ende, beim Auschecken, kam das Papier in den Scanner, für das digitale PDF-Archiv, und wurde gleichzeitig als Kopie für das Papier-Archiv ausgedruckt.

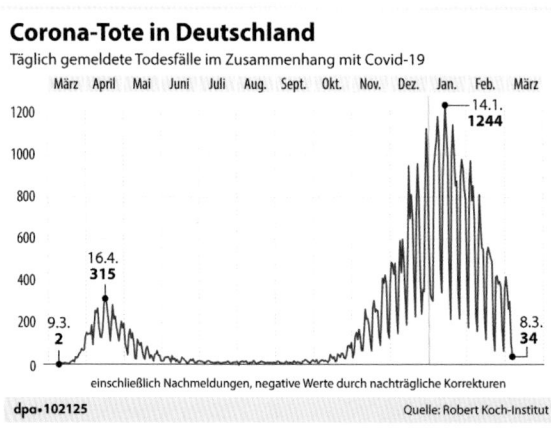

Die (vorläufige) Spitze der Corona-Todesfälle im Januar 2021 begleitete den zähen Start der Impfkampagne.

Benjamin Laatzen: Es gab die, laut Walter Plassmann, „Guerilla-Aktion" am Wochenende vom 19. bis 21. Februar. Das hat für einigen Wirbel gesorgt, war aber nach meiner Überzeugung gut und richtig. Da haben wir, ohne Termin, Ärzte und Praxis-Mitarbeiter mit AstraZeneca geimpft. Die waren dran, aber ohne Termin, was ein Tabu war. Dabei haben wir nur vorhandene Astra-Mengen verimpft, allerdings sehr viele, das rappelte richtig. Davor waren es 100 Astra-Dosen am Tag gewesen, jetzt waren es mehr als 1.000.

Sönke Knopp: Wir hatten die Pandemie als Thema für das Museum für Hamburgische Geschichte immer im Blick, mein Fachgebiet dort reicht bis zur Gegenwart. Deshalb haben wir gleich zu Beginn der Pandemie mit dem Sammeln und Dokumentieren begonnen. Das war im März 2020, die leeren Straßen und geschlossenen Geschäfte mit den handgeschriebenen Zetteln: Tut uns leid, und passen Sie auf sich auf. Als das Impfzentrum an den Start ging, hat Thomas Steiger, der ja von der Agentur für Arbeit als Leiter der behördlichen Seite zum Zentrum kam, das für uns angestoßen: Diese einmalige Sache muss dokumentiert werden.

Benjamin Laatzen: Wir haben ständig an unseren SOPs gefeilt, den Standard Operating Procedures. Es war im Grunde organisiert wie eine sehr große Arztpraxis, mit übersichtlichen und klaren Abläufen. Dazu gehörte die Vorgabe „langsam Impfen", sieben Sekunden für die nur 0.3 Milliliter, um den Impfstoff nicht zu beschädigen.

---

26. Januar 2021
Die Ständige Impf-kommission (STIKO) empfiehlt, den Impfstoff von AstraZeneca nur 18- bis 65-Jährigen zu geben. Dies trifft auf an-haltende Lieferprobleme des Biontech/Pfizer-Vakzins.

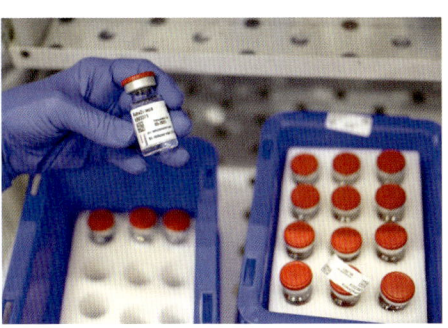

19. bis 21. Februar 2021
Ohne Termin werden mehr als 1.000 Ärzte und Praxis-Mitarbeiter mit dem Impfstoff AstraZeneca geimpft.

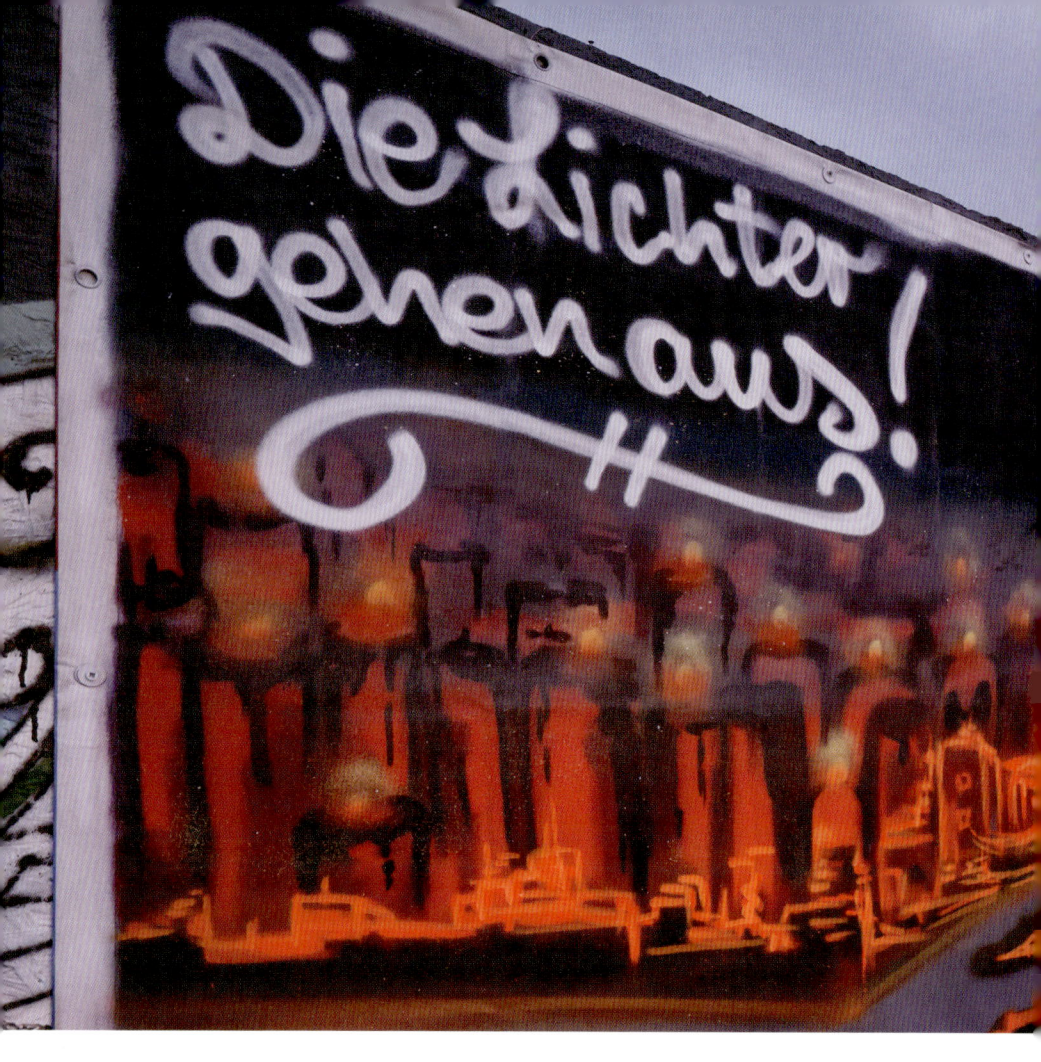

„Lichter aus" auf dem
Spielbudenplatz an
der Reeperbahn auf
St. Pauli. Seit dem ersten
Lockdown am 15. März
2020 sind viele Betriebe
– Bars, Clubs, Kneipen
und Bordelle – komplett
geschlossen.

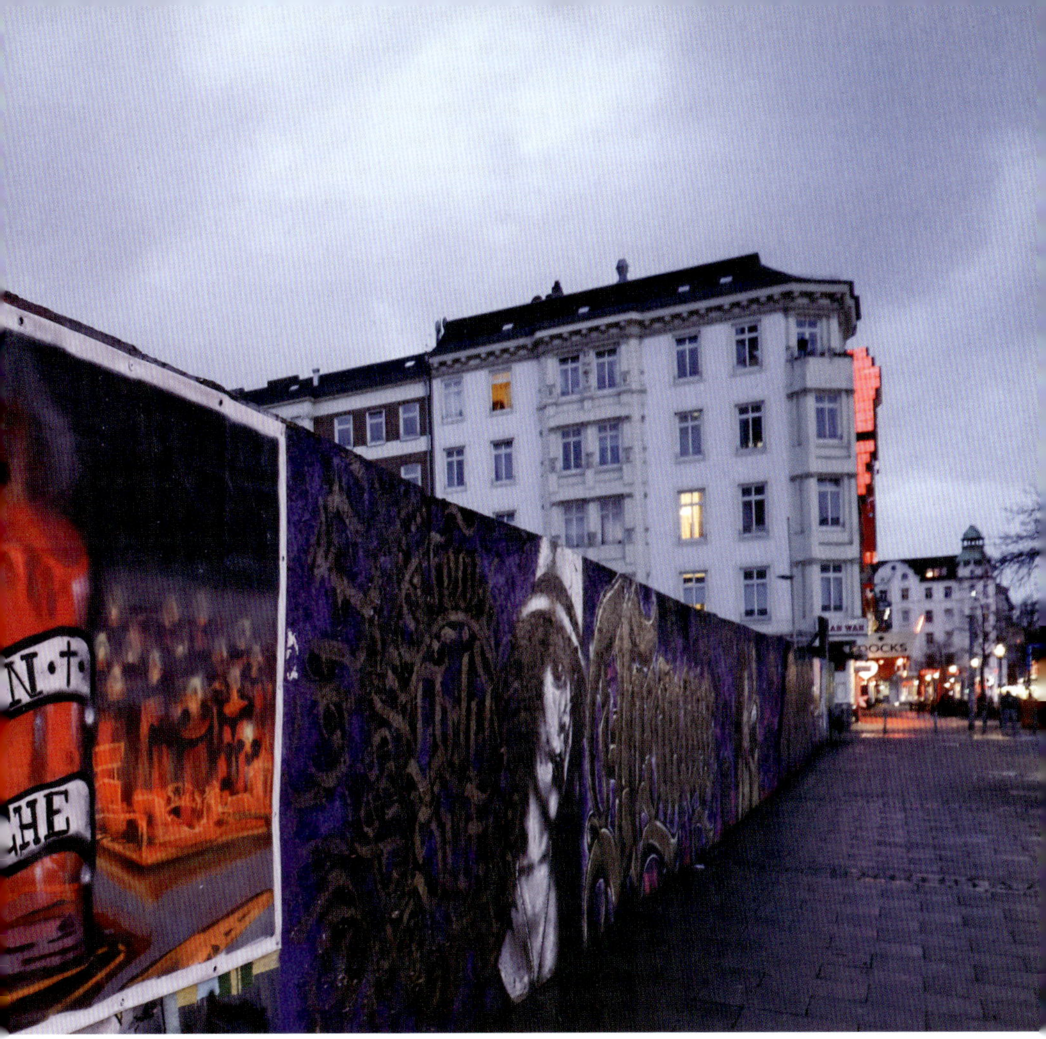

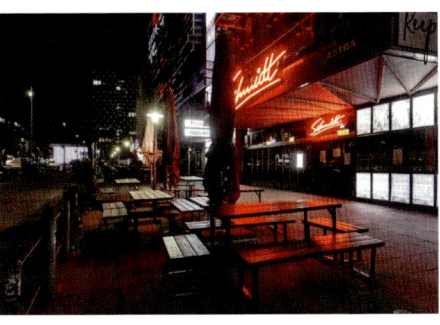

Tristesse vor dem
Schmidt-Theater an der
Reeperbahn – viele
Menschen aus dem
Viertel arbeiten als
Helfer im Impfzentrum.

8 Die Organisation – 7.000 ist das Ziel

Im Frühjahr wird es turbulenter – und radikale Änderungen werden notwendig. „Turbo-Cluster" beschleunigen den Durchlauf.

Benjamin Laatzen: Ich hatte immer die Zahl 49.000 im Kopf, pro Woche. Also 7.000 Impfungen pro Tag. Das ergab sich rein rechnerisch aus der Impfstoffquote, die Hamburg zugeteilt war. Ich hatte schlaflose Nächte wegen dieser Zahl. Am 8. März hatten wir 4.400 Impfungen, ein Tagesrekord zu der Zeit. „Das System ist am Ende", schrieb mir ein Kollege, weil es vor der Halle Schlangen gab, mit Wartezeiten von einer Stunde. Genau das, was wir unbedingt verhindern mussten.

Die Lösung bestand in dem, was wir intern „Turbo-Cluster" nannten. Wir hatten gehört, dass man in Kiel deutlich schneller war, also fuhren wir hin. Man schaffte dort pro Impfstraße 20 Impfungen und mehr pro

So sah ein ruhiger Tag aus: nur eine von mehreren vorbereiteten Zuführungen in die Cluster wird benötigt.

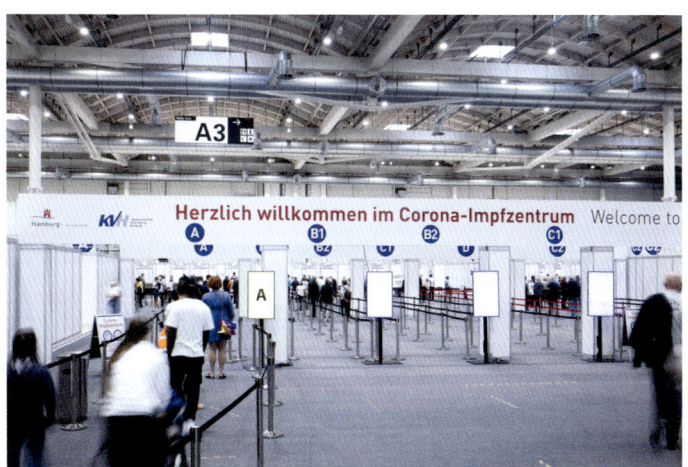

10. Februar 2021
Auf der 16. MPK wird der Lockdown bis zum 7. März verlängert.

15. Februar 2021
Im Impfzentrum wird eine weitere Halle in Betrieb genommen. In der Messehalle A2 stehen – neben den fünf Impf-Modulen in Halle A3 – jetzt drei weitere Impf-Module zur Verfügung.

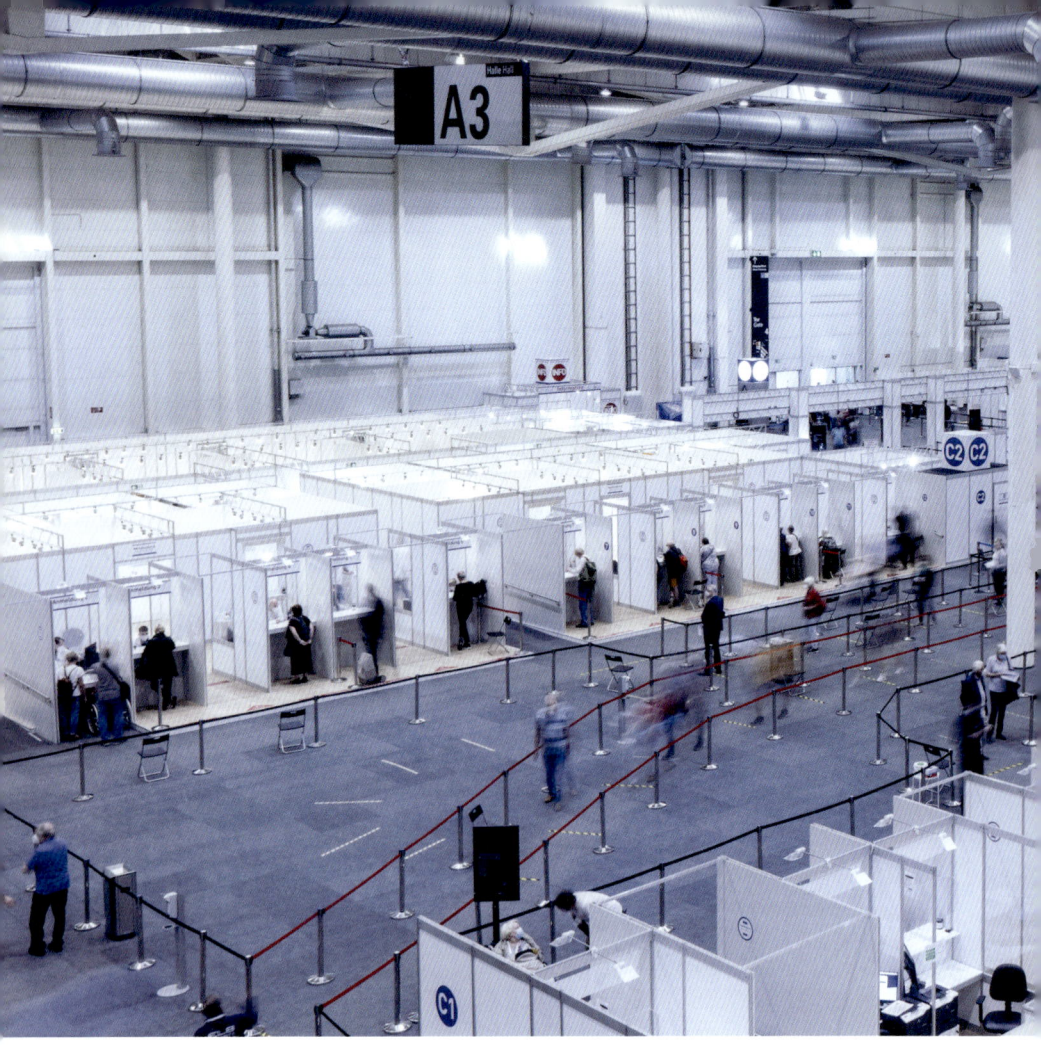

Das Foto zeigt die Besucherführung in Halle A3. Die Faustregel: Wenn die Schlange – wie hier – noch in der Halle endete, betrug die Wartezeit unter fünf Minuten.

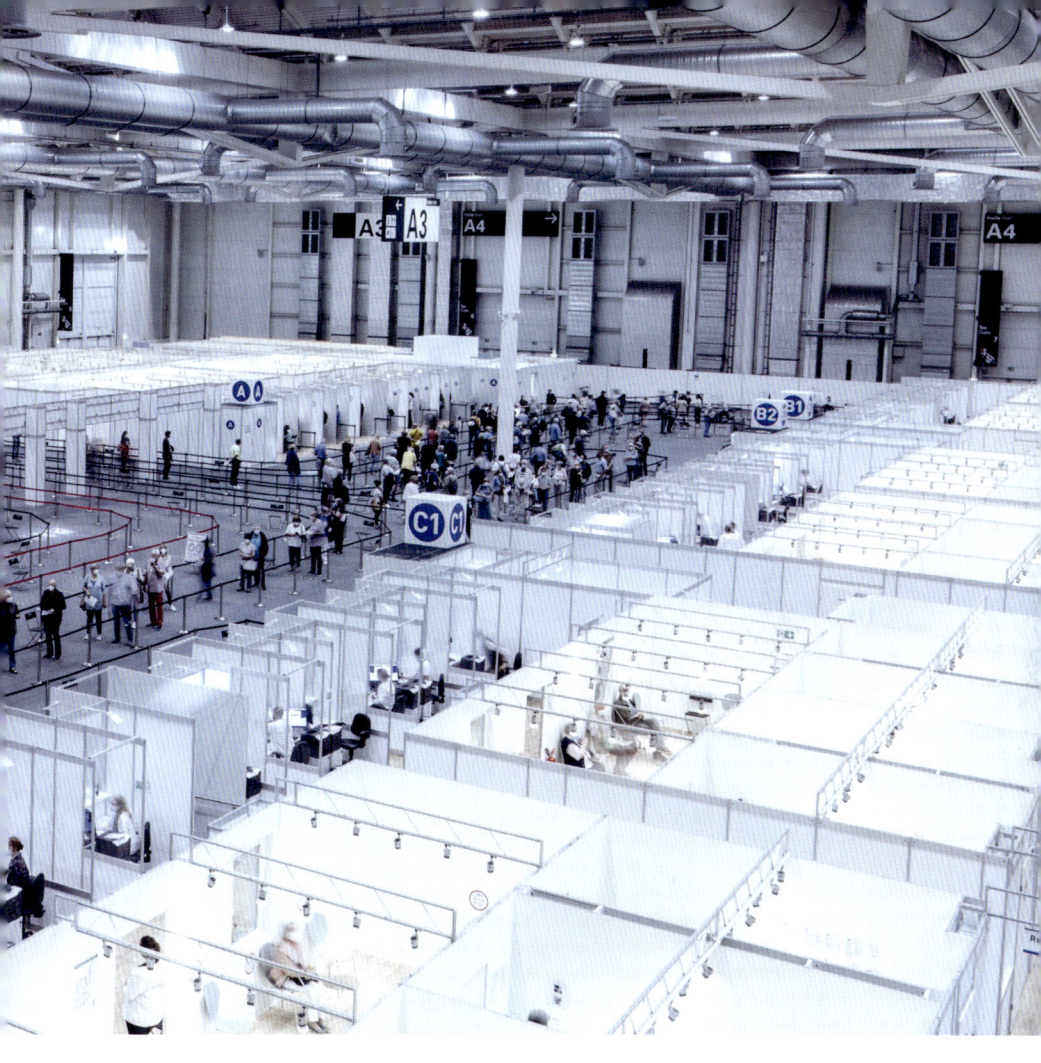

Stunde, wir lagen bei 12 bis 14 Impfungen. So konnte das mit den 7.000 nichts werden. Wir haben dann verschiedene Versuche unternommen, um die Anzahl der Impfungen zu erhöhen.

Der Trick war, am Eingangstresen die Mitarbeiter der Sozialbehörde für die Anmeldung und die Ärzte für die Impfaufklärung als Team neben-einander arbeiten zu lassen. So kam es bei beiden Vorgängen kaum noch zu Verzögerungen. Wer ein längeres Gespräch wollte oder brauchte, konnte das im hinteren Bereich führen. Doch wenn es keine Fragen oder Probleme gab, dann ging es eben sehr schnell. Am 11. April haben wir die

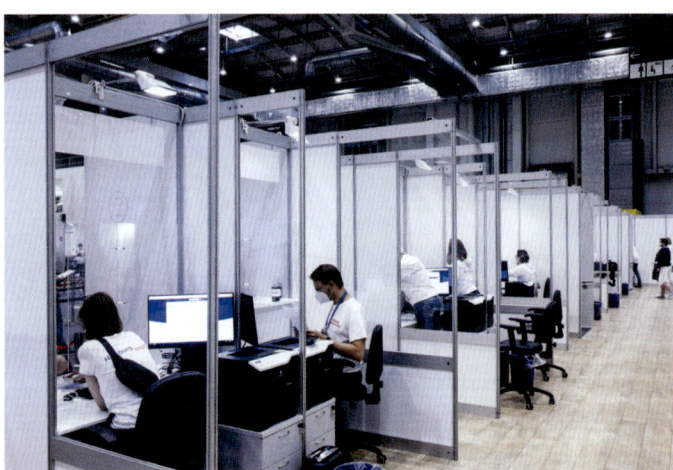

Die Anmeldetresen von hinten: Das Gespräch konnte auf beiden Seiten im Sitzen oder im Stehen geführt werden, um immer auf Augen-höhe zu sein.

17. Februar 2021
Bürgermeister Tschent-scher erklärt, warum Hamburg zwischen-zeitlich die striktesten Regeln der Bundes-länder hat: Er befürchtet eine schnelle Aus-breitung der „britischen Variante" (von der WHO als „Alpha" bezeichnet).

22. Februar 2021
In Hamburg sind niedergelassene Ärzte, Praxispersonal, Be-schäftigte beim Krankentransport sowie Polizei- und Ordnungs-kräfte zur Corona-Schutzimpfung auf-gerufen.

23. Februar 2021
Erste Berichte über Impf-Vordrängler: In mehreren Institutionen, die Pflegeeinrichtungen betreiben, wurden Mit-glieder von Geschäfts-führung und Verwaltung geimpft, obwohl sie nicht zur Prioritäts-gruppe gehörten.

7.000er-Marke geknackt. Wir haben dann alle Cluster auf „Turbo" gestellt. Die Aufklärung vorn am Tresen war für beide Seiten, Arzt und Impfling, zwar zweckmäßig, aber natürlich weniger komfortabel als in einem Impfzimmer. Das wurde kritisiert, aber auf diese Weise haben wir das angepeilte Tempo geschafft. Hinten saß ja noch der Libero, der NAC, unsere Abkürzung für „Notfallarzt Cluster". Er war zur Stelle, wenn es jemandem schlecht ging. Und er hat ausführliche Aufklärungsgespräche übernommen. Damit habe ich die interne Kritik entkräften können.

Helfer vom Care-Team im Einsatz: In den ersten Wochen war bei den hochbetagten Impflingen Unterstützung gefragt.

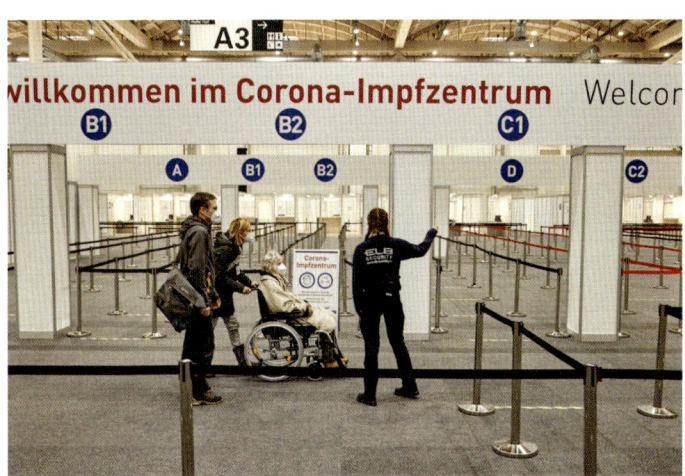

24. Februar 2021
Der Senat verschärft die geltende Maskenpflicht. Überall dort, wo man den Mindestabstand nicht einhalten kann, soll Maske getragen werden. Zu festgelegten Zeiten gilt dies auch an touristischen Plätzen: an der Elbe, den Landungsbrücken, im Stadtpark und an der Alster – auch beim Joggen.

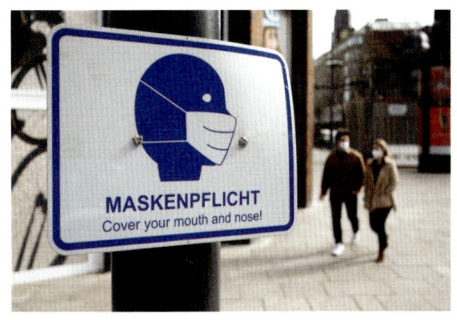

Kathrin Breer: Mitte Februar war der Impfstoff noch knapp, zuerst kamen die über 80-Jährigen an die Reihe. Ich war Teil des Care-Teams, anfangs waren wir acht Menschen pro Schicht. Wir mussten zeigen, wo es langgeht, Rollstühle schieben, Ängstliche beruhigen, ablenken, zuhören, wir mussten beim Papierkram helfen oder zitternde Hände halten. Viele

> „Ich habe so viele Geschichten aus der Kriegs- und Nachkriegszeit gehört, es gab plötzlich eine emotionale Verbindung zu dieser Krisenzeit."
> Kathrin Breer

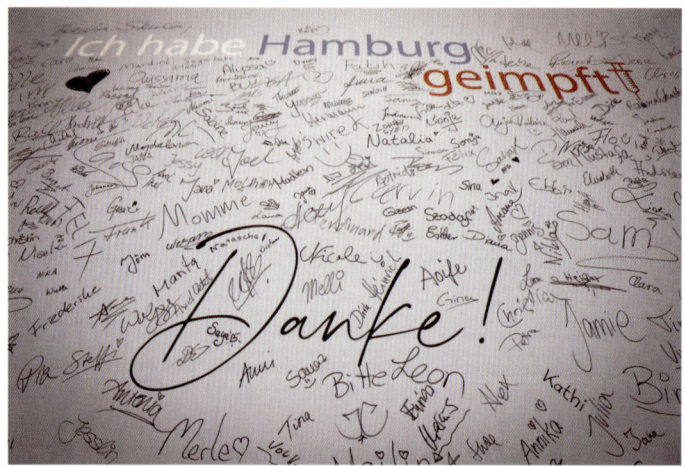

Die Unterschriften-Tafel in den Räumen für Mitarbeiter wurde schon nach wenigen Wochen des Betriebs aufgestellt.

25. Februar 2021
Bilanz nach einem Jahr Corona in Hamburg: Die Zahl der Infektionen hat 50.000 überschritten, die der Todesfälle 1.250.

25. Februar 2021
Die EU will bis zur Sommersaison einen einheitlichen Corona-Impfpass einführen. Der digitale Impfausweis soll noch drei Monate Entwicklungszeit benötigen.

der alten Menschen hatten monatelang ihre Enkel nicht mehr gesehen, und natürlich hatten sie Angst um ihre Gesundheit. Aber das, was sie nun vorfanden, war für viele auch eine Herausforderung, diese Flughafen-Dimensionen, die vielen Menschen, das Gewusel, und alle mit Masken.

Für mich war es toll in dieser Zeit, die Menschen waren vereinsamt und wollten erzählen. Ich habe so viele Geschichten gehört, aus den Kriegs- und Nachkriegsjahren, es gab plötzlich emotional eine Verbindung zu dieser Krisenzeit aus ihrer Jugend, die ähnlich existenzbedrohend war. Umgekehrt galt das aber auch für die übergroße Dankbarkeit, die uns manchmal überwältigt hat. Ich habe überhaupt nicht alle netten Einladungen zum Kaffee in Poppenbüttel oder Rissen annehmen können.

Melanie Schlotzhauer: Das „andere Hamburg" ist vielen, die dort gearbeitet haben, das erste Mal in den Blick gekommen. Die gesamte Gesellschaft, bunt, divers und auch vulnerabel, das ist das Hamburg der Sozialbehörde. Für die haben wir das alles gemacht. Nicht als Event, sondern als Versorgung. Bei den notwendigen Priorisierungen der Impfungen sollten die vulnerablen Gruppen im Vordergrund stehen, da musste es ganz genau und korrekt ablaufen.

Das hat mir Kritik eingetragen. Wenn man wenig zu verteilen hat, gibt es Streit, das ist natürlich. Wir erreichten bei den vulnerablen Gruppen aber schnell hohe Impfquoten. Der Pandemieverlauf hat uns recht gegeben.

26. Februar 2021
Alle 149 Pflegeeinrichtungen in Hamburg wurden von mobilen Impfteams je zweimal aufgesucht. Diese vulnerable Gruppe gilt nun als geschützt.

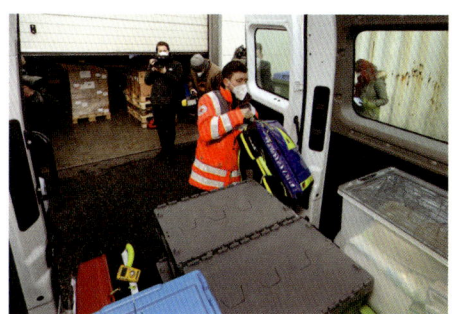

Manche wollten die Impfung, um in Urlaub zu fahren. Das war in Ordnung, wenn genügend Impfstoff da war. Aber, mit Verlaub, wenn noch nicht alle onkologischen Patienten geimpft waren, musste diese Urlaubsgruppe warten.

Walter Plassmann: Die Vergabe der Impftermine war phasenweise schon chaotisch. Unsere Hotline bei der KV war manchmal überfordert. Ich hatte gewarnt, Einladungsbriefe an alle Hamburger über 80 zu schicken. Am Anfang standen ja nur für zehn Prozent dieser Gruppe tatsächlich Impfstoff und damit auch Termine zur Verfügung.

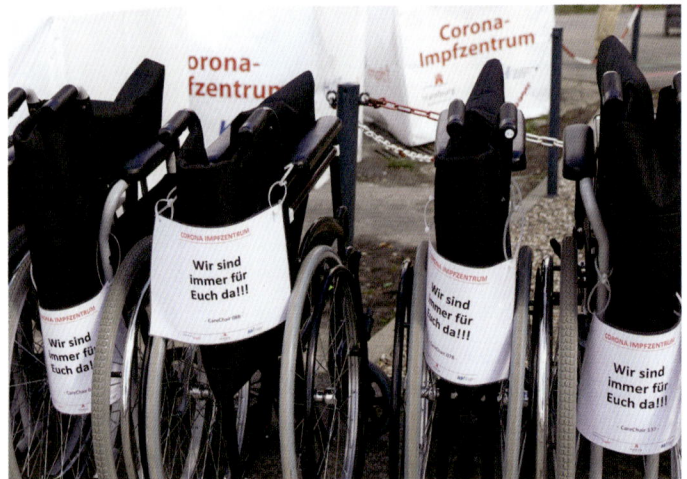

„Immer für Euch da": Die Kommunikation wollte auch im Detail Wärme und Zuversicht vermitteln.

Tim Albers: Der Impftermin-Service, das war über ein Callcenter der Firma Gevekom Aufgabe der KV. Das waren komplexe Aufgaben, am Anfang ging es darum, einen Teil der Termine für die Anrufer frei zu halten, damit auch die eine Chance haben, die keine digital-affinen Kinder oder Enkel haben, die ihnen Termine übers Internet besorgen. Dann gab es noch ein Team zur Nachbearbeitung der Dokumente, die haben nach Fehlern bei der Verarbeitung gesucht. Manchmal fehlte das Chargen-Etikett, wenn es nicht aufgeklebt war, lag keine gültige Impfbescheinigung vor. Dann wurden die Papierunterlagen herausgesucht, das Fehlende ergänzt und dem Impfling nachgeschickt. Das waren viele kleine Aufgaben, die niemand von außen gesehen hat.

Kathrin Breer: Wann immer es ging, sind wir raus zum Parkplatz, auch im Februar, als es noch richtig kalt war. Man hat ja schnell gesehen, wer Hilfe brauchen könnte, und haben sie freundlich angeboten. Wir mussten übrigens – fast alle – erst lernen, wie man einen Rollstuhl manövriert oder wie man auf der Toilette hilft. Das ist ein Kritikpunkt, da hätte es ein Konzept für Schulungen geben müssen.

Dirk Heinrich: Faszinierend an der Führung war, dass niemand auf die Idee kam, seinen Job niederzulegen. Das wäre, zum Beispiel in der ärztlichen Leitung, natürlich möglich gewesen. Aber alle waren so drin, so begeistert, dass dieser Gedanke gar nicht aufkam. Es hat auch einfach zu gut geklappt, um aufhören zu wollen. Und war zu faszinierend. Bis hin zu den Sicherheitsleuten, alle waren begeistert.

Meldungen, wonach der Impfstoff von Astra-Zeneca stärkere Nebenwirkungen hervorruft, häufen sich. Der Virologe Christian Drosten betont im viel gehörten NDR-Podcast „Coronavirus-Update" jedoch, das Vakzin sei besser als sein Ruf.

Am 15. März werden die Impfungen mit Astra-Zeneca ausgesetzt, aber schon am 18. März wieder aufgenommen.

9 Ein typischer Tag im Impfzentrum

Kein Tag glich dem anderen, immer
gab es etwas zu entscheiden,
zu improvisieren, zu planen. Aber
feste Abläufe und Rituale gaben dem
typischen Impftag eine Struktur.

Constantin Blanke-Roeser: Am Anfang stand immer die Frühansprache von Benjamin Laatzen, pünktlich um 7 Uhr, die hat alle in Stimmung gebracht. Dann gingen alle in die ihnen für den Tag zugeteilten Cluster. Dort gab es Kaffee und man plauderte ein wenig, bis die ersten Impflinge kamen.

Benjamin Laatzen: Morgens, nach der ersten Ansprache, bin ich herumgegangen in alle Cluster: schön, dass ihr da seid. Das war mir sehr wichtig und wurde auch geschätzt. Jeden Morgen um 10 Uhr gab es dann eine Lagebesprechung mit allen Gewerken. Da wurde besprochen, wie der Vortag gelaufen war. Oft hörten wir viel Gutes, aber das durfte uns

Benjamin Laatzen hält das Morgen-Briefing für das medizinische Personal: Zweimal am Tag kamen alle zusammen.

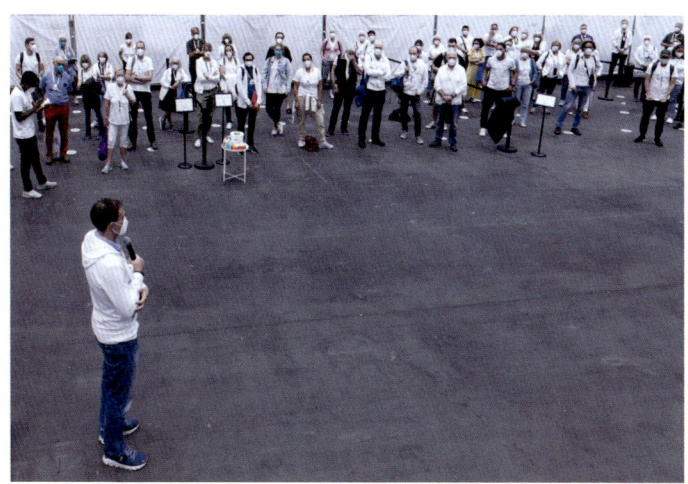

nicht erlahmen lassen. Es gab immer etwas zu verbessern, und außerdem galt: Jeder Tag zählt! Zudem wurde die Planung für die nächsten Tage abgestimmt. Primärer Treiber der Planung war natürlich die Verfügbarkeit des Impfstoffs.

An jedem Mittag gab es noch ein Briefing für die Spätschicht. Auch da ging es darum, so etwas wie eine gemeinsame Demut herzustellen: Für jeden neuen Impfling ist ja heute der große Tag. Für den spielt es keine Rolle, ob am Vortag 8.000 Impfungen erfolgreich waren. Für diese Einstellung brauchte es jeden Einzelnen: den Parkplatz-Zuweiser, die

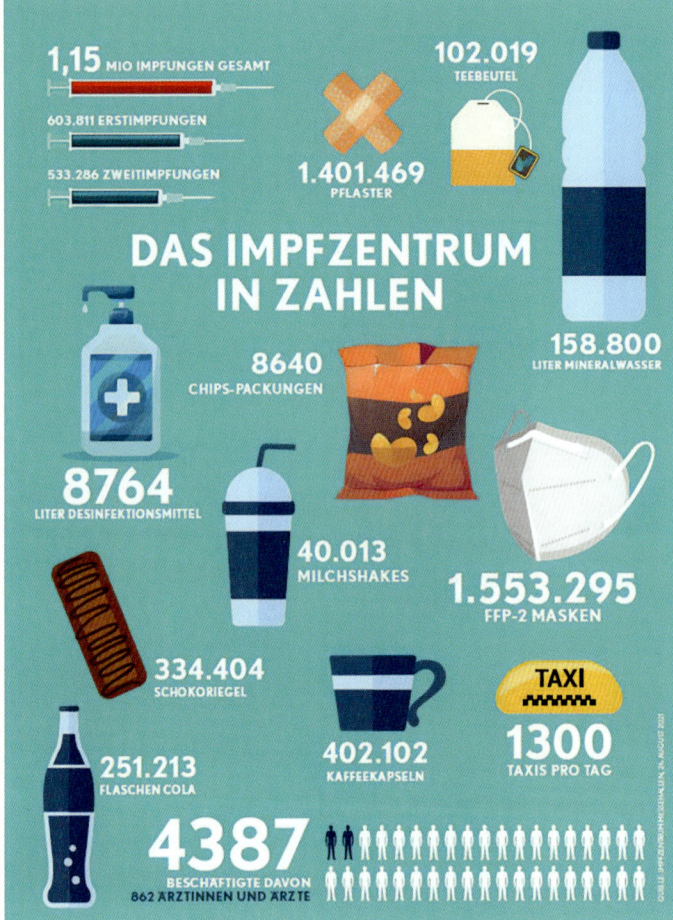

DAS IMPFZENTRUM IN ZAHLEN

1,15 MIO IMPFUNGEN GESAMT

603.811 ERSTIMPFUNGEN

533.286 ZWEITIMPFUNGEN

102.019 TEEBEUTEL

1.401.469 PFLASTER

158.800 LITER MINERALWASSER

8640 CHIPS-PACKUNGEN

8764 LITER DESINFEKTIONSMITTEL

40.013 MILCHSHAKES

1.553.295 FFP-2 MASKEN

334.404 SCHOKORIEGEL

402.102 KAFFEEKAPSELN

TAXI 1300 TAXIS PRO TAG

251.213 FLASCHEN COLA

4387 BESCHÄFTIGTE DAVON 862 ÄRZTINNEN UND ÄRZTE

Das Impfzentrum in Zahlen – die Gesamtsumme der verabreichten Dosen lag am Ende etwas höher, bei 1,18 Millionen. Noch mehr Zahlen:

- Gearbeitet wurde an jedem der 239 Tage durchgängig während der Öffnungszeiten zwischen 8 und 20 Uhr in einem Mehrschichtsystem.
- Zu Höchstzeiten waren rund 450 Mitarbeitende pro Schicht im Dienst.
- 1.060 medizinische Fachangestellte
- 334 Beschäftigte der Stadt Hamburg prüften die Berechtigungen.
- 25.600 Schoko-Osterhasen
- 11.700 Abwurfbehälter zur Entsorgung genutzter Spritzen

Für eine interne Partnerbörse wurden 300 „Love"-Buttons ausgegeben: Wer wollte, konnte damit seine Dating-Bereitschaft signalisieren. Das Angebot wurde, wie zu hören war, gern und unter Einhaltung der jeweils geltenden Vorschriften angenommen.

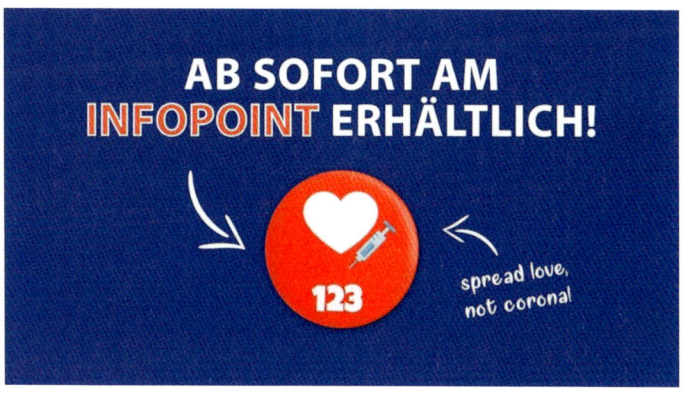

Taschenkontrolle, vor allem dann die Einweisung in die Reihen, für drei oder vier Impfstoffe. Das war ja nicht leicht: Die Leute wollten den Biontech-Impfstoff, hatten aber einen Astra-Termin, wieder andere hatten einen Biontech-Termin und mussten Astra bekommen. Das zu moderieren, war wirklich anspruchsvoll. Aber alle hatten den Grundgedanken verinnerlicht: Es muss klappen, unbedingt.

„Das war ein echtes Highlight in dieser tristen Zeit."
Rebbeca Marr

Ein weiterer Bestandteil des Briefings zum Nachmittag war die „Null". Zum Ende eines Impftages sollte im ganzen Impfzentrum keine Spritze übrig bleiben. Das zu orchestrieren war äußerst anspruchsvoll, insbesondere an Tagen mit vielen Impfungen. Alle Gewerke mussten mitziehen und auf die Anweisungen der organisatorischen Leitung achten. Sukzessive haben wir das Impfzentrum Cluster für Cluster „runtergefahren" und am Ende immer die Impflinge gezählt, die noch in der Warteschlange waren, um die exakt benötigte Anzahl der Spritzen aufzuziehen. Dieses Vorgehen hat zwar zum Teil die Wartezeit ein bisschen verlängert. Doch wir haben den Impflingen unser Vorgehen erklärt und viel Verständnis erhalten. Die meisten fanden es sogar richtig toll, da erstens kein Impfstoff verloren ging und sie zweitens wussten, dass ihre Spritze „frisch" ist.

Birte Müller: An meinen ersten Impftermin Ende März kann ich mich gut erinnern. Die Atmosphäre im Impfzentrum hatte etwas Weihevolles. Wir warteten ehrfürchtig in der Schlange, alle mit reichlich Abstand. Es wurde nur leise gesprochen und die Mitarbeitenden des Impfzentrums lächelten und nickten uns zu. Ständig kamen mir die Tränen vor Rührung – es war endlich so weit, es wurde geimpft und es ging voran. Nach der Spritze im Wartebereich herrschte dann fast eine ausgelassene Stimmung. Es wurde gelacht, und ich glaube, ich verließ die Halle hüpfenden Schrittes.

Dirk Heinrich: Die medizinische Leitung hatte einen perfekten Blick von oben auf die Cluster und auf den Info-Point, man konnte sofort sehen, wenn etwas in Bewegung kam, und fragte sich, was ist da los? Aufgrund unseres Funkkontakts waren wir immer schnell da.

Es gab in der Messehalle zwei Türme in den Ecken, mit Büros. Auf der einen Seite war die Behörde, mit einem großen Raum für die Konferenzen. Auf der anderen Seite waren Benjamin Laatzen, die Schichtleitung, die IT und die medizinische Leitung untergebracht.

Der Tag ging morgens mit einem Schnelltest los, dann die Frühbesprechung, das sogenannte Briefing für das medizinische Personal, und zwar die gesamte Schicht. In der Halle bin ich von Cluster zu Cluster gegangen, um zu besprechen, was es für Besonderheiten gab an dem Tag. Zum Beispiel zur Vorbereitung auf besondere Gruppen, Blinde, Schwerhörige, Menschen mit Behinderung. Mittags gab es praktisch immer Schulung und Führung für neue ärztliche Mitarbeiter. Nicht zu unterschätzen war die Zeit, die wir am Telefon verbracht haben. Wir waren ja der naheliegende Ansprechpartner für die ersten Arztpraxen, die geimpft haben, die onkologischen Praxen. Es gab einen ständigen Austausch mit dem UKE, dort haben wir gemeinsam auch den Aufziehprozess der Spritzen koordiniert. Montags und freitags fand die Leitungsbesprechung mit der Behörde statt. Parallel koordinierten wir zudem die mobilen Teams.

Kühlschrank im Sicherheitsbereich: Die Vials mit dem tiefgekühlten Impfstoff kamen an jedem Vormittag.

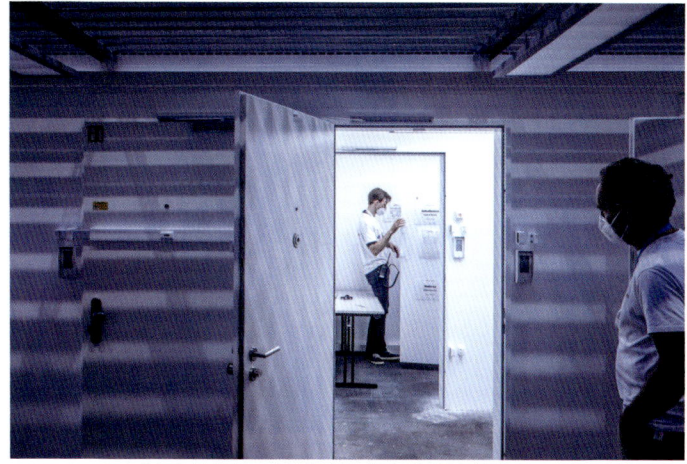

Rebecca Marr: Ich war die Letzte in meinem Freundeskreis, die geimpft wurde. Impfneid, dieser merkwürdige Begriff, war mir nicht fremd. Alle hatten schon irgendwelche Anschreiben und Termine, aber ich war wohl irgendwie durchgerutscht. Aber ich wollte auf keinen Fall drängeln. Ich habe Vorerkrankungen, Depression und eine fehlende Schilddrüse, aber das hat mir bei meinen Bemühungen um einen Termin nicht geholfen. Als ich den Termin dann hatte, habe ich mich sehr darauf gefreut. Und noch mehr, als gleich einer da war und sagte: „Schön, dass du da bist!" Ich wollte ihm zurufen, vielleicht habe ich es auch getan: „Ja, Mann! Ganz genau!"

Das ganze Erlebnis war richtig nett. Freundlich, sogar herzlich. Alle zehn Meter wurde ich geführt und geleitet und freundlich angesprochen, das war ein echtes Highlight in dieser tristen Zeit. Ich bin gelernte Hotelfachfrau und kenne diese antrainierte Freundlichkeit, deshalb kann ich das auch unterscheiden. Dies hier war echte, ehrliche Freude. So ein Gefühl: Wir packen das zusammen, gemischt mit einem gewissen Hamburger Schnack. Ich war absolut begeistert und sogar jetzt, ziemlich lange danach, bin ich noch gerührt, wenn ich daran denke. Auch mit dem Impf-Arzt habe ich kurz geklönt, ich weiß nicht mehr worüber, aber auch das war nett.

28.01.2021

Liebes Impfteam,

Wir haben gerade unsere zweite Impfung erhalten und sind total glücklich. Wir sagen ganz herzlichen Dank für die professionelle Betreuung und eure herzliche Fröhlichkeit, damit nehmt ihr hoffentlich vielen Menschen ihre Ängste. Tausend Dank und bleibt gesund weiterhin ♡

Deutsche Post
IM 27.01.21 0,80
A0 01DA A89C
00 0003 C48C

Impfzentrum Hamburg
z.H. Hamburg Messe und
Congress GmbH
Messeplatz 1
20357 Hamburg

Gut für die Mitarbeiter-
motivation: Dankes-
briefe von Hamburgern
an einer Pinnwand im
Zentrum (rechts) –
und einige Beispiele.

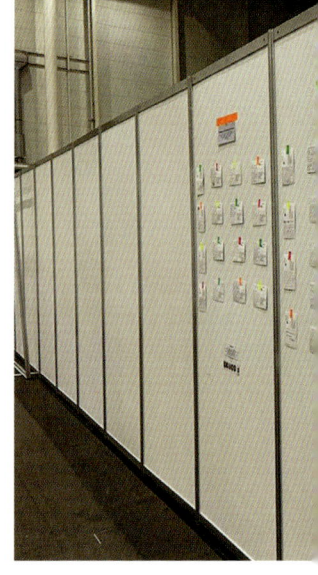

Schlusswort eines geimpften Heimatdichters

Heut ist es, Gott sei Dank, so weit
Zu Ende ist die Wartezeit
Ich hab nun 2 Coronaspritzen
Muß noch 'ne halbe Stunde sitzen
Was mich zwar ärgert, doch was soll's
Ich fahre, fernab jeden Grolls
Nun fort von dieser Messhalle
Und sage nochmal „Dank an Alle"!
Die sich hier mühen, um uns „Alten"
Dem Rententräger zu erhalten!
Macht also fröhliche Gesichter!

Gruß! Hamburgs Heimatdichter!

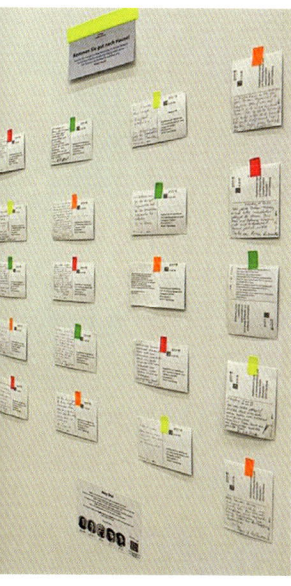

Hamburg im Juni '21

liebes Team vom Impfzentrum,

ich hatte mir fest vorgenommen Ihnen allen mal ein ganz großes Kompliment zu machen.
Nicht nur, dass Sie hervorragend organisiert sind, sondern jeder an seiner Position unglaublich stringent und sorgsam aufgestellt ist.
Bei dem hin und her in der Politik haben Sie für Kontinuität gesorgt.
Alle Menschen, die ich sprach, bestätigen meinen Eindruck: Sie sind "Leuchtturm" in Hamburg.
Aus anderen B.L. hörte ich von Konzepten wie, Impfzentrum - Verlosung
Da bin ich doch sehr froh eine Hamburgerin zu sein.
Ihr Einsatz für uns alle ist mehr als nur eine erbrachte Leistung. Sie erfüllen Ihren Auftrag auf "Weltstadtniveau"

Im Namen von so vielen "schwärmenden" Menschen möchte ich Ihnen heute diesen Brief überreichen und meinen/unseren herzlichen Dank sagen.
Auch in Zukunft werde ich das Hamburger Impfzentrum (unsere K1 Impfbude, hi, hi trotz 500 großer Kapazität) in sehr guter Erinnerung behalten.
So toller Einsatz verdient unser aller Respekt

Herzlichst Ihre

(12.6 18:45)

P.S. →

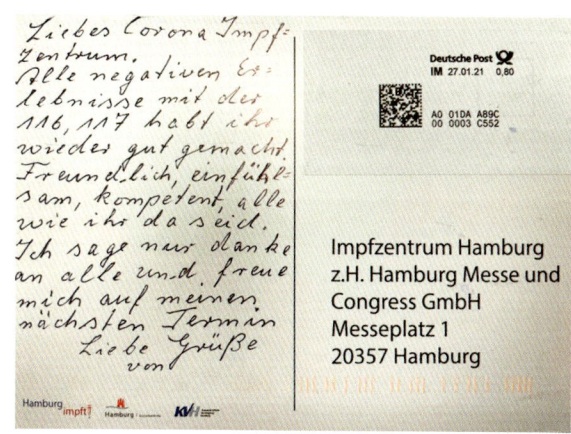

Liebes Corona Impf-
Zentrum.
Alle negativen Er-
lebnisse mit der
116, 117 habt ihr
wieder gut gemacht.
Freundlich, einfühl-
sam, kompetent, alle
wie ihr da seid.
Ich sage nur danke
an alle und freue
mich auf meinen
nächsten Termin
Liebe Grüße
von

Impfzentrum Hamburg
z.H. Hamburg Messe und
Congress GmbH
Messeplatz 1
20357 Hamburg

79

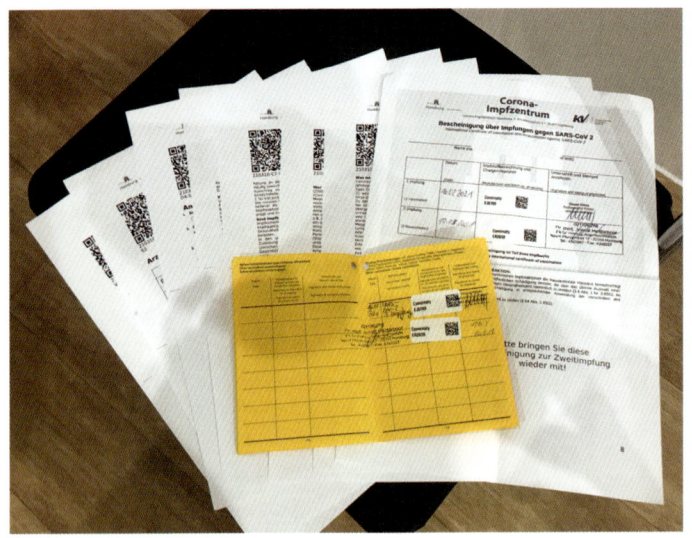

Die Impf-Bürokratie: Um den Vorgang lückenlos zur dokumentieren, waren dutzende Ausdrucke und Scans nötig.

Sönke Knopp: Meine eigene Erstimpfung fand im April statt, ich war wegen der Schwangerschaft meiner Frau früh dran. Ich habe die Atmosphäre als locker und unaufgeregt wahrgenommen. Ich selbst war schon angespannt. Habe ich was vergessen, wird alles glattgehen? Das war ganz unnötig, aber ich glaube, das ist vielen so gegangen. Ich erinnere mich gut an das Gefühl ungeheurer Erleichterung, als ich im Ruheraum saß und auf den Impfpass schaute: Der Stoff ist drin. Es gab ja damals kein anderes Gesprächsthema in der Stadt: Warst du schon, wann bist du dran, warum ich noch nicht ...

Bei meiner Frau war das anders. Für die Impfung von Schwangeren gab es ja damals keine STIKO-Empfehlung, weil sie sagten, wir haben da keine Daten. Wir haben uns schon Sorgen gemacht. Aber medizinisch sprach einfach nichts dagegen, und das erhöhte Krankheitsrisiko für Schwangere war schon bekannt. Meine Frau ist zum Glück auf einen Arzt getroffen, der das genauso sah. Das war ein aufwühlendes Erlebnis für uns, aber sie ist mit der Impfung rausgegangen.

Kathrin Breer: Die meisten wollten gern, dass ich zum Impfen mit reinkomme. Wir haben oftmals das Gespräch fortgeführt, einfach zum Ablenken. Beim Begleiten habe ich immer gefragt: aus welchem Stadtteil?

Das ist ein schöner Einstieg. Ich habe jetzt eine komplette Hamburg-Karte im Kopf, verknüpft mit der Alterspyramide. Später betreuten wir manchmal Kinder: Während Papa und Mama geimpft wurden, bliesen wir für die Kinder unsere Gummihandschuhe auf und spielten Handschuhvolleyball. Und wir haben die Kinder Kunstwerke auf unseren Klemmbrettern malen lassen, ich habe bestimmt vierzig zu Hause.

Benjamin Laatzen: Es kam zu internen „Challenges", wer in seinem Cluster mehr Impfungen schafft. Das haben wir am Anfang ganz bewusst gesteuert, indem wir die Anzahl der Impfungen je Cluster pro Stunde in die Cluster kommuniziert haben, um den Ehrgeiz zu unterstützen. Später haben wir das dann umgestellt und nur noch die Gesamtzahl der Impfungen pro Stunde im Impfzentrum zurückgemeldet, um das Gemeinschaftsgefühl und den Gemeinschaftserfolg zu stärken. Auch das Dashboard mit den tagesaktuellen Zahlen war wichtig. Wenn die Frühschicht gesehen hat, dass am Vortag 10.000 Impfungen geschafft worden waren, war der Jubel groß. Es ging darum, an jedem Tag den Spirit zu entwickeln, auf eine angemessene Art und Weise Druck zu machen, um möglichst viel zu schaffen.

Constantin Blanke-Roeser: Es gab tatsächlich diese Phase eines sportlichen Vergleichs zwischen den Clustern, ein paar Wochen um den April herum, das haben wir dann gedämpft. Es ging ja letztlich um medizinische Qualität, und der Wettbewerb hat manche gestresst. Ein Cluster war einmal für ein paar Wochen vorn, wir in unserem Cluster haben das dagegen mehr als Marathon gesehen und waren am Ende mit 240.000 Impfungen auch am effektivsten.

Jasper Ramm: Es gab LKW-weise Warenspenden von Unternehmen, die von sich aus sagten, wir unterstützen euch. Fritz-Cola oder Schokoriegel von Nestlé, Tonnen Schokolade, 300.000 Osterhasen. Die Köche, mit denen wir verbandelt waren, kamen und machten einen „Gruß aus der Küche". Die kamen abwechselnd für einen Tag, 50 Euro Wareneinsatz, die haben sich einen kleinen Wettkampf geliefert und ganz feine Dinge zubereitet. Das kam super an. Ich könnte noch lange erzählen von solchen Unterstützer-Geschichten … Da war ein Mann aus Köln, der hat uns eine

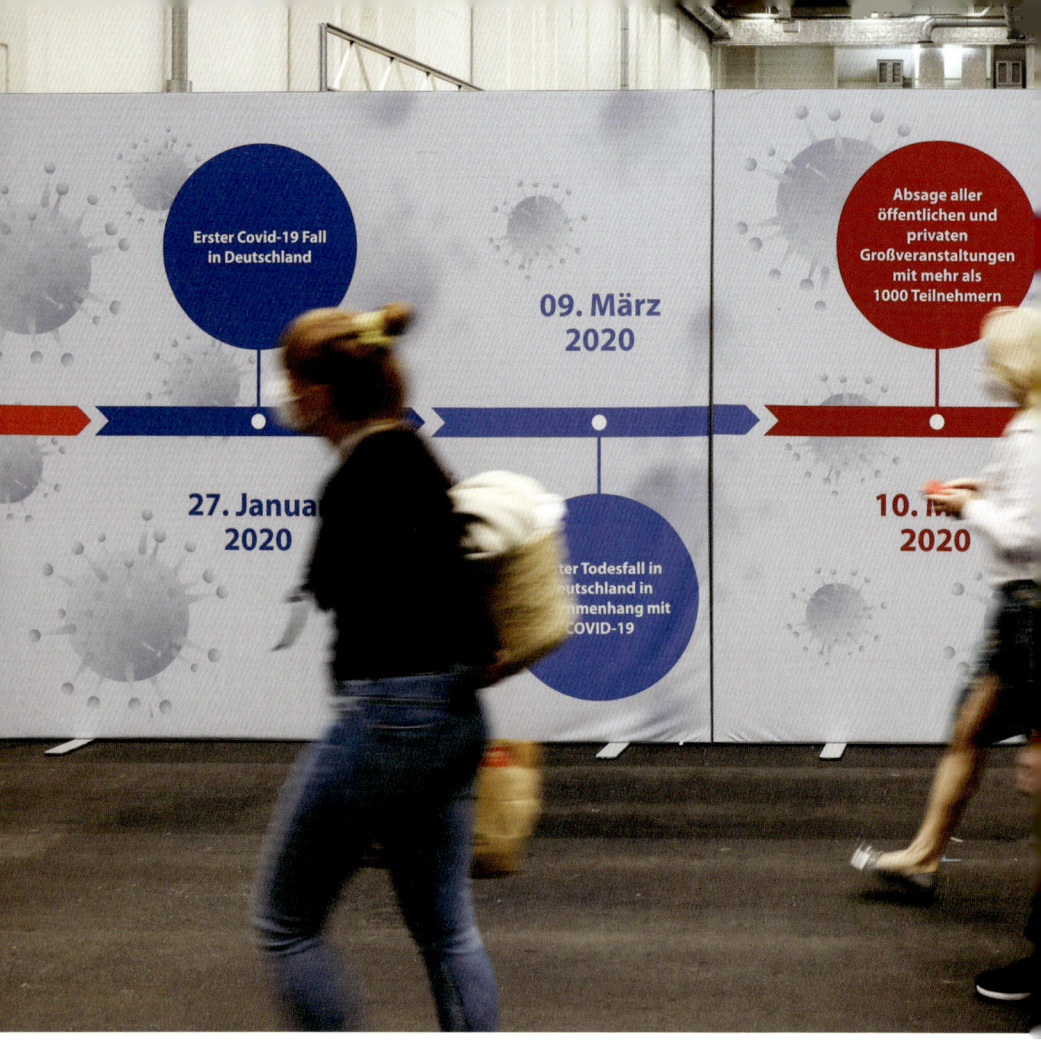

Eine Corona-Zeitleiste
begleitete Mitarbeiter
auf dem Weg ins Impf-
zentrum – Erinnerung
an die Bedrohung, aber
auch an den wichtigen
Punkt, den das Zentrum
selbst gesetzt hat.

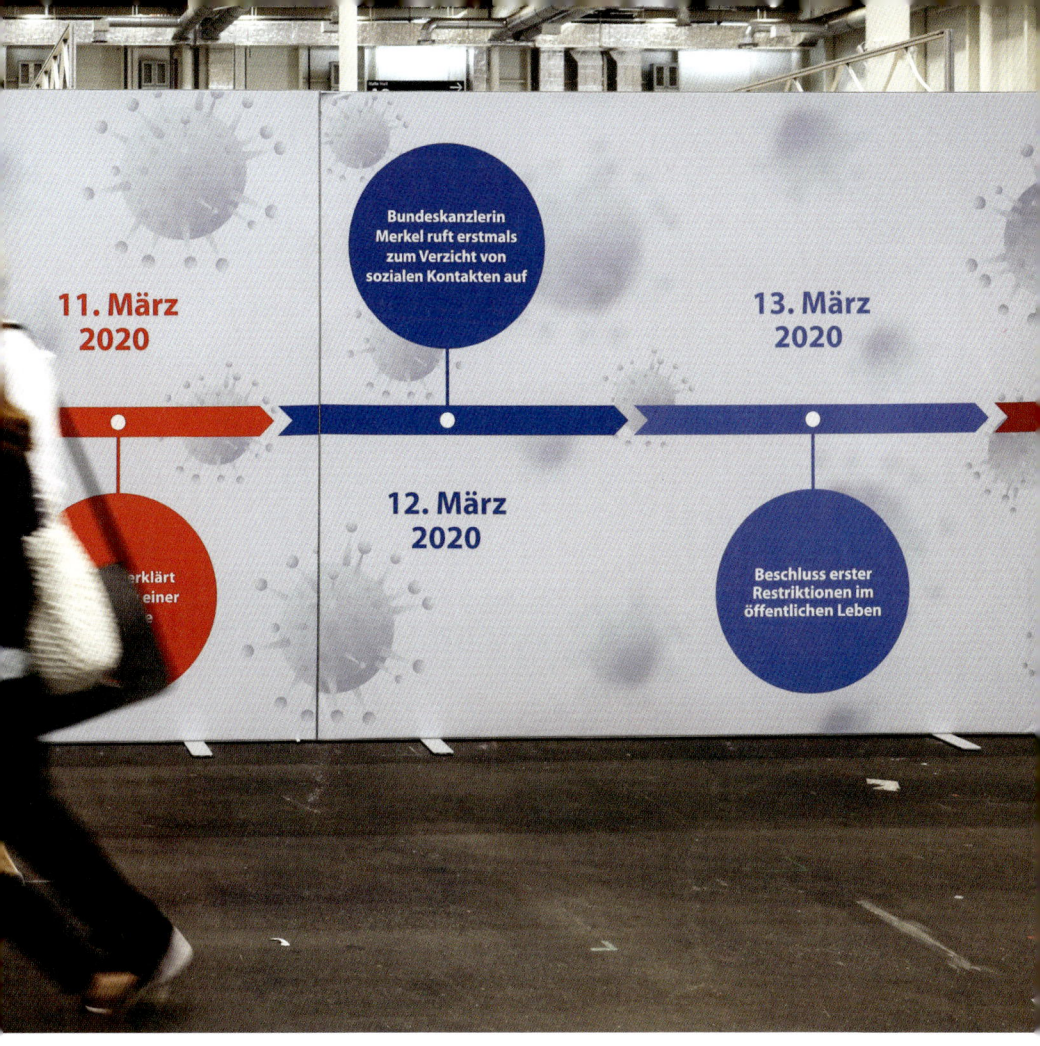

Fahrrad-Waschanlage geliefert und ist einfach zwei Wochen geblieben und hat geholfen, weil er es toll fand.

„Es gab LKW-weise Warenspenden von Unternehmen, die von sich aus sagten, wir unterstützen euch."

Jasper Ramm

Kathrin Breer: Es war ja nicht immer alles aufregend. In den Care-Teams hatten wir feste Positionen entwickelt, um zu sehen, wo Hilfe gebraucht wird. Zum Beispiel die „Geier-Position", an der die Geimpften vorbeikamen. Oder die „Erdmännchen-Position" in der Nähe der Warteschlangen. Da haben wir die Köpfe gereckt und gespäht, ob uns jemand aus den Clustern heranwinkt. Und wir haben am Ausgang stundenlang die Impflinge verabschiedet. Irgendwann haben wir „Impfke" dazugestellt, so eine goldene asiatische Winkekatze. Es gab schon auch so ein Service-Stewardessen-Feeling.

Tim Albers: Die Anspannung im IT-Team war permanent hoch. Es ging dabei auch um Fehlertoleranz und Redundanz. Wenn irgendwo ein Drucker ausfiel, musste der blitzschnell ersetzt sein, sonst gab es Rückstau und Stress. Da war „just-in-time"-Arbeit gefragt. Gar nicht auszudenken, wenn Panex mal ausgefallen wäre. Deshalb war alles doppelt und dreifach abgesichert.

Die ganze Logistik war immens, viele Menschen mussten daran arbeiten, alles am Laufen zu halten. Allein die Papierbeschaffung: Es führte kein Weg daran vorbei, alles in Ausdrucken zu dokumentieren. Bei acht bis zehn Bögen pro Impfung mag sich jeder ausrechnen, was da zusammenkommt. Wir mussten ja dauerhaft verlässlich dokumentieren, was passiert ist, Einverständnis, Chargennummern, all das. Für uns führte an Papier kein Weg vorbei, mal 20 Seiten, vielleicht 15 Zettel im Schnitt. Das viele Papier schmerzte mich als IT-ler schon. Pro Cluster kam noch ein Etikettendrucker dazu, für die Ersatz-Impfpässe.

Die Abmeldung: Nach der Ruhezeit wurden hier die Dokumente eingescannt und die originalen Zertifikate ausgehändigt.

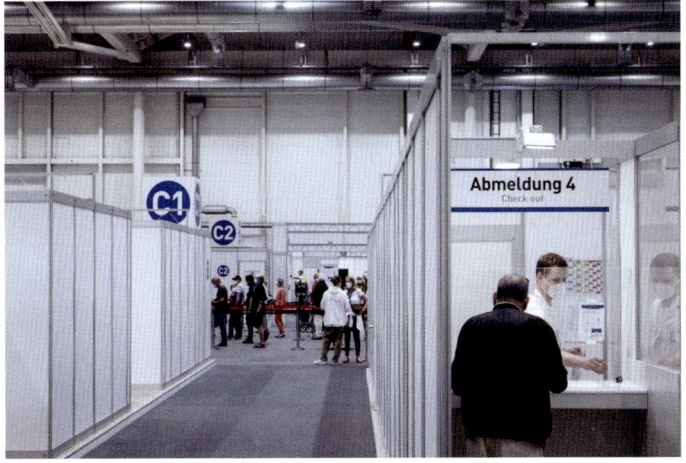

Dirk Heinrich: Bei den – ausgesprochen seltenen – Notfällen kam zuerst der Notdienstarzt aus dem Cluster, um zu sehen, ob es sich um Spritzenangst handelt oder um mehr. Es folgten unsere Sanitäter und der medizinische Leiter. Die Menge der Notfälle muss man in Relation sehen. Man hat am Anfang gar nicht gesehen, welche Zahlen das sind. 650.000 Menschen haben uns besucht, da schlägt die Statistik zu. Und jeder war zweimal da, also mehr als eine Million Kontakte. Bei so vielen Menschen passiert etwas. Im Volksparkstadion gibt es zwanzig Reanimationen pro Jahr. Wir hatten ja viel mehr Kranke und Alte da im Vergleich zu einem Stadion. Alle Reanimationen, zu denen es kam, waren vor der Impfung. Wir waren stets vorbereitet, so intensiv wie nur möglich. Denn unser oberster Grundsatz, neben den rein medizinischen Gründen, lautete: Alles vermeiden, was die Impfkampagne in Frage stellen könnte.

Rebecca Marr: Nach der zweiten Impfung gab mir jemand am Ausgang die Unterlagen und sagte: „Sie haben beide Impfungen, tolle Sache!" Etwas kurios, aber ich wollte auch ihm entgegenrufen: „Ja, Mann! Wirklich toll!" Draußen bekam ich mit, wie eine ältere Dame nach dem Weg zur U-Bahn fragte und ein Helfer sagte: „Ich bringe Sie da eben hin, wenn Sie möchten." Zehn Tage danach bin ich mit Freunden im Bulli weggefahren, die erste Unternehmung nach all den Monaten Vorsicht und Verzicht. Das fühlte sich großartig an.

10 Die Impf-Ärzte

Mehr als 1.000 Mediziner „per Du"
und im hochtourigen Einsatz: Das war
eine spezielle – und bereichernde –
Erfahrung für den ärztlichen Stand.

Benjamin Laatzen: Wir hatten im Impfzentrum über 800 Ärzte aus dem System der Kassenärztlichen Vereinigung, also solche, die entweder einen KV-Sitz haben, dort als Arzt angestellt sind oder früher niedergelassen waren. 180 kamen über Doctari, meist jüngere Krankenhausärzte oder frisch Approbierte. Die habe ich gern als ärztliche Teamleiter eingesetzt. Sie waren bestens mit den Abläufen und den am häufigsten gestellten Fragen vertraut. Aus dem Kreis der niedergelassenen Ärzte gab es eine sehr große Bereitschaft, die Impfkampagne zu unterstützen. Mehr als 1.500 Ärzte haben sich auf einen Aufruf der KV hin gemeldet. Die allermeisten waren sehr angetan von den Abläufen und hochgradig engagiert. Darüber hinaus wurden Freundschaften geschlossen und die Zusammen-

Das medizinische Personal ist nach einem Briefing auf dem Weg zu den Einsatzorten in den Clustern. Diese Meetings fanden jeden Morgen und Mittag statt.

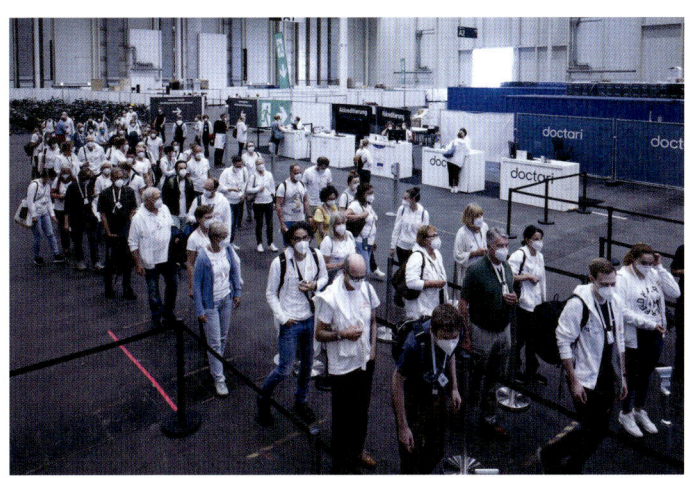

5. März 2021
Die Ministerpräsidenten der Länder einigen sich auf erste Lockerungen des Lockdowns ab 8. März 2021.

13. März 2021
Start der Impfungen in den Hamburger Arztpraxen, zunächst nur in ausgewählten Facharzt-Schwerpunktpraxen.

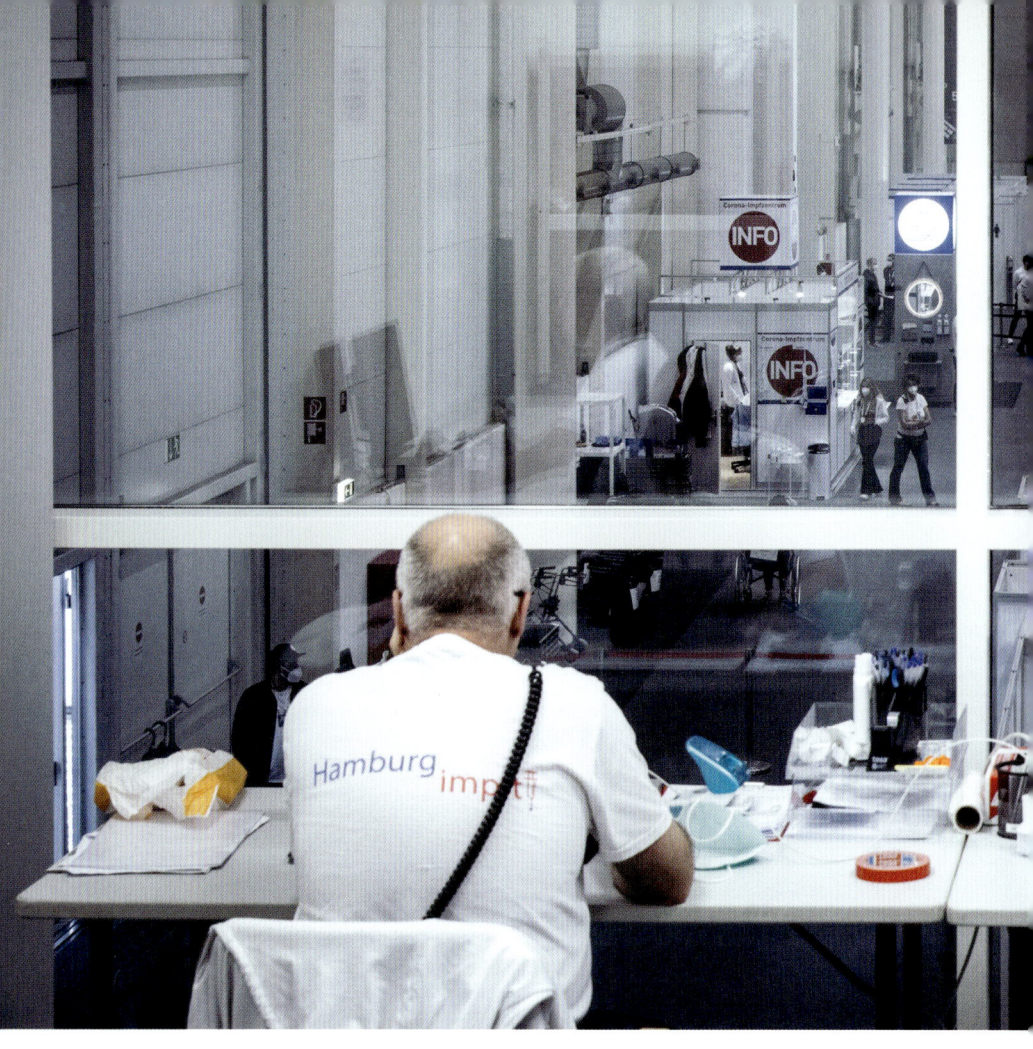

Blick aus dem erhöhten
Büro der medizinischen
Leitung: Ein Notarzt
war hier jederzeit in
Bereitschaft. Die Leitung
war stets über die
aktuellen Verordnungen
und Studien informiert,
um in Zweifelsfällen
Aufklärung zu leisten.

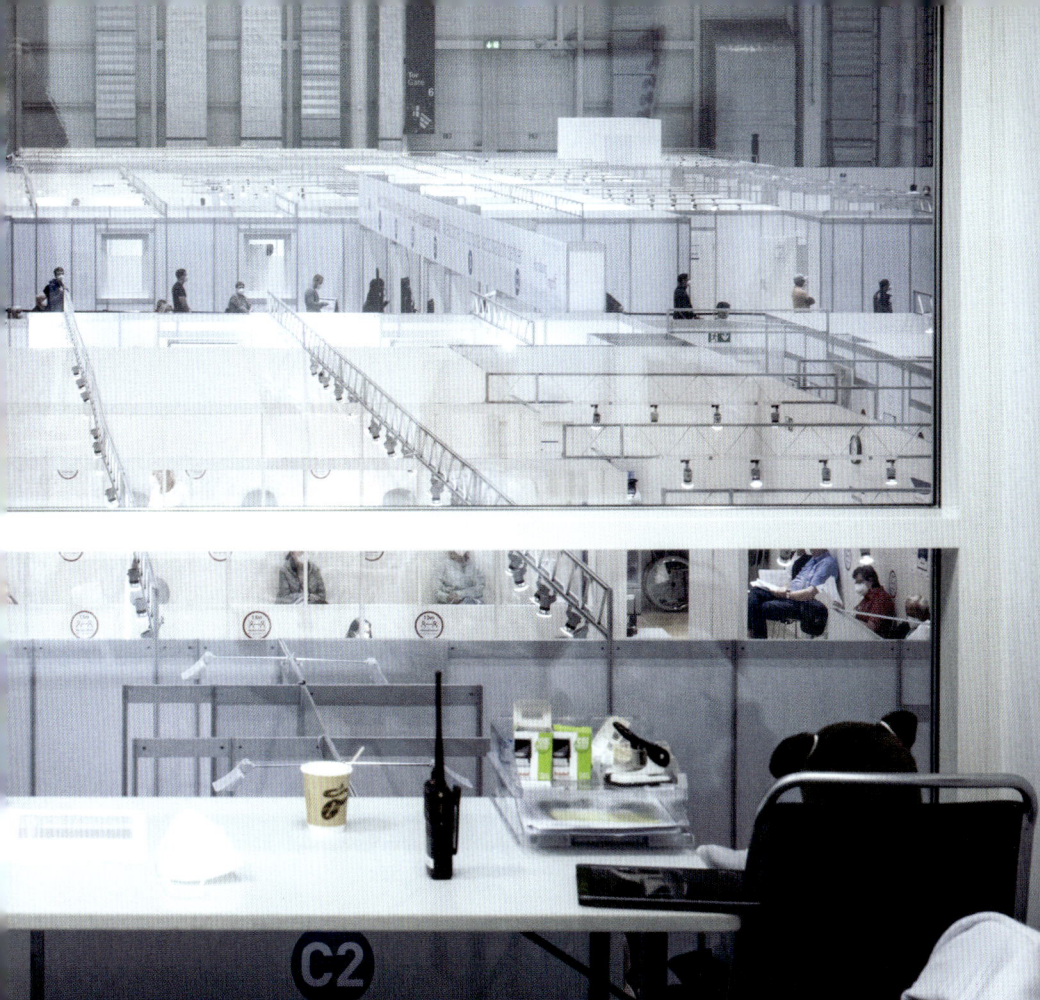

arbeit wurde als großes Erlebnis verbucht. Alle haben sich geduzt, so haben wir es vorgelebt.

Dirk Heinrich: Die Ärzteschaft, das waren acht mal acht, also 64 Ärzte, später zusätzlich ein verantwortlicher Arzt in jedem Cluster. Wir hatten eine bunte Mischung, zum Teil direkt vom Studium, aber auch viele erfahrene KV-Ärzte, die neben ihrer Praxis bei uns mitarbeiteten. Die Jüngeren passten gut in die Teams, weil es eine sehr dynamische Aufgabe war. Insbesondere zum Ende eines Impftages galt es, eine Punktlandung zu schaffen, das heißt keine Spritze verwerfen zu müssen.

Alle haben mit großem Engagement gearbeitet. Die Tätigkeit ist ja auch ur-ärztlich: helfen, Unheil bekämpfen, also eine sehr erfreuliche Aufgabe. Als Arzt hat man auch viele unangenehme Aufgaben wahrzunehmen. Hier erlebte man die Ärzte und auch die MFAs in ihrer blühenden, ursprünglichen Motivation und Freude. Auch das Zusammenspiel von Alt und Jung stellte kein Problem dar. Das allgemeine Umgangs-Du hat dazu beigetragen. Es war kein Thema, sich als 60-Jähriger von einem 30-Jährigen führen zu lassen.

Benjamin Laatzen: Für Ärzte, die mithelfen wollten, war eine Schulung im Impfzentrum Voraussetzung. Diese wurde täglich um 12 Uhr durchgeführt. Teilnehmer waren die Ärztinnen und Ärzte, deren erste Schicht im Impfzentrum kurz bevorstand. In der Hochlaufphase waren teilweise

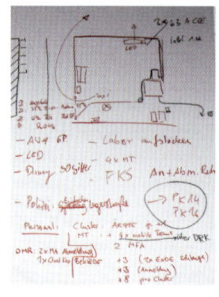

Auf Whiteboards wurde permanent an den Abläufen gearbeitet.

13. März 2021
Das Verwaltungsgericht Hamburg gibt einem Familienvater in erster Instanz recht, der gegen die allgemeine Maskenpflicht auf Hamburger Spielplätzen geklagt hatte. Voraussetzung: Auf dem Spielplatz darf sich außer seiner eigenen nur eine weitere Familie befinden.

bis zu fünfzig Ärzte pro Schulung da. Es gab Tage, an denen wir in der Nachmittagsschicht fast 50 Prozent Rookies, sprich Neulinge, hatten. Die brauchten natürlich deutlich länger als die erfahrenen Ärzte.

Ich habe im Lauf der Zeit die Ärzte in Gruppen eingeteilt, von schnell und gut – denen wir also viele Schichten anbieten konnten – bis sehr langsam und hinderlich, denen wir keine Schichten mehr anboten. Hinzu kamen in jeder Schicht drei bis vier Ärzte, die ihre erste Schicht im Impfzentrum leisteten. Ich habe das offen kommuniziert, das gehörte zur Betriebskultur. Dies hat am Anfang für viel Vibration auf meinem Handy gesorgt, war aber unterm Strich erforderlich, um die ehrgeizigen Ziele zu erreichen. Es war

Blick ins zentrale Labor des Impfzentrums: Später wurde die Vorbereitung der Spritzen in die einzelnen Cluster verlegt, um effizienter zu arbeiten.

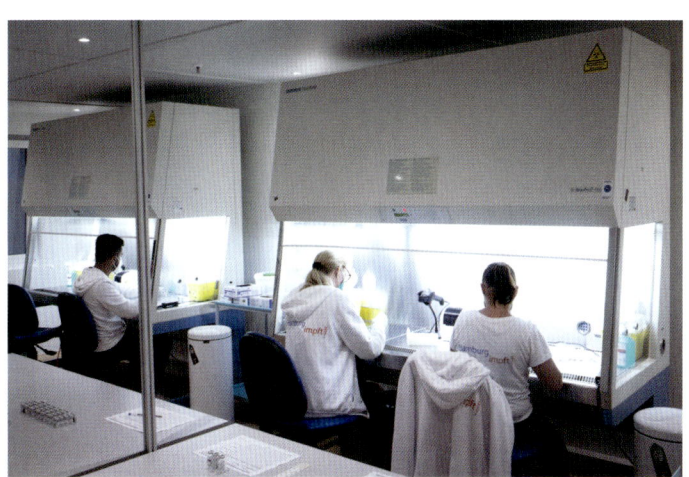

19. März 2021
Nach drei Tagen mit Inzidenzwerten über 100 zieht Hamburg die „Corona-Notbremse" und nimmt Öffnungsschritte zurück. Von Sonnabend an werden die Kontaktregeln wieder verschärft, Termin-Shopping im Einzelhandel ist nicht mehr möglich. „Wir sind in einer starken dritten Welle", sagt Bürgermeister Peter Tschentscher.

toll zu sehen, wie die Ärzte den Spirit im Impfzentrum weitergetragen haben. Knatsch gab es so gut wie nie, wenn viele Impfungen durchgeführt wurden, sondern eher bei einer schlechten Auslastung.

Die Schulungen haben wir zweigeteilt, ich übernahm den organisatorischen Teil. Da habe ich immer gesagt: Das hier ist „work in progress", wenn euch etwas auffällt, sagt es. Aber gebt uns die Chance, das zu verarbeiten. Manche hatten Probleme, ihren Habitus abzulegen. Manche wollten sich nicht einordnen, einer hat der KV geschrieben und mich beim Gesundheitsamt angezeigt, nachdem ich ihn herausgenommen hatte.

Im Krankenhaus ist die Hackordnung extrem, das wirkt sich aus.

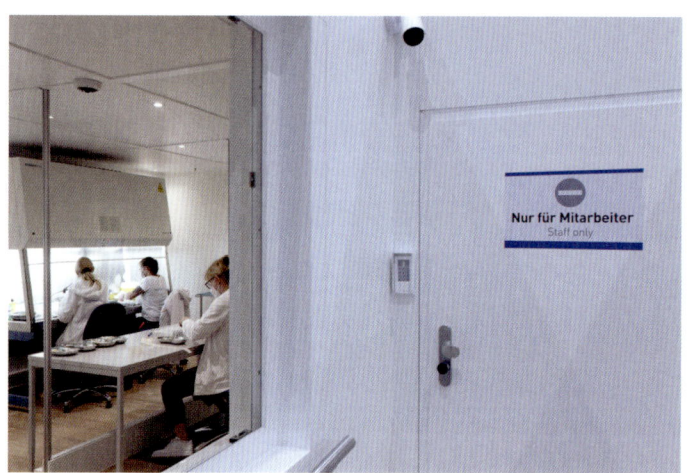

Im Labor des Impfzentrums wurde nebenbei die Ausbildung zum Umgang mit den Vakzinen für die gesamte Impfkampagne geleistet.

---

24. März 2021
Bundeskanzlerin Angela Merkel zieht die kurz zuvor mit der MPK beschlossene „Osterruhe" zurück. Von Gründonnerstag bis Ostermontag sollte das öffentliche Leben weitgehend ruhen. Der Beschluss zog heftige Kritik nach sich und war auch organisatorisch kaum umsetzbar. Merkel entschuldigt sich bei den Bürgern: „Dieser Fehler ist allein mein Fehler."

Von den 180 Doctari-Ärzten waren sicher 30 frisch approbiert. Aus diesem Pool habe ich die CMTs benannt, die Cluster-medizinischen Leiter. Sie waren von Beginn an dabei und konnten neue Kolleginnen und Kollegen gut einarbeiten. Außerdem war es für die meisten eine hervorragende Möglichkeit, erste Führungserfahrungen zu sammeln. Das habe ich bei den Schulungen stets betont, bei den etablierten Ärzten ist das auf große Akzeptanz gestoßen.

Dirk Heinrich: Die Art des Umgangs wurde auch durch OMR geprägt. Diese Leute waren höchst agil, motivierend und wertschätzend. Menschen aus dem medizinischen Sektor kannten das so nicht unbe-

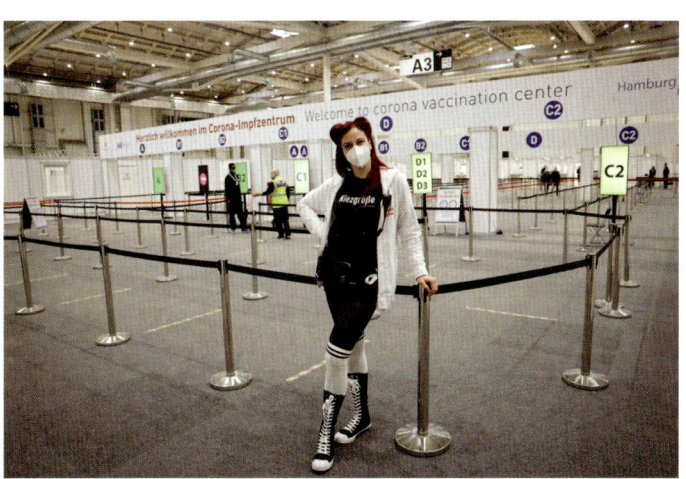

In den Care-Teams arbeiteten viele Menschen vom Kiez, zum Beispiel die populäre Burlesque-Tänzerin Eve Champagne.

30. März 2021
Die STIKO empfiehlt den Corona-Impfstoff von AstraZeneca nur noch für Menschen ab 60 Jahren. Zuvor hatten einige Bundesländer nach Bekanntwerden von Thrombosefällen die Impfung mit AstraZeneca bei Menschen unter 60 Jahren ausgesetzt.

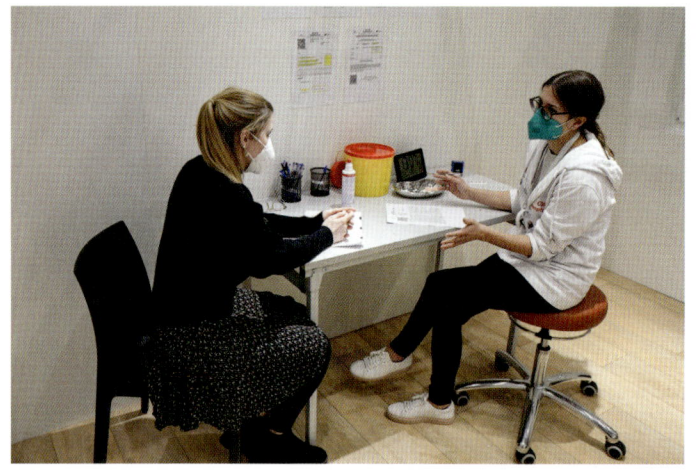

Das Aufklärungs-gespräch vor der Impfung fand anfangs in einer Kabine, später vorn am Anmeldetresen statt.

dingt, da gibt es oft strenge Hierarchien. Im Grunde hat man ja in wenigen Wochen ein Unternehmen hochgezogen, mit 4.000 Leuten insgesamt, pro Schicht zirka 500.

Constantin Blanke-Roeser: Man entwickelt mit der Zeit einen Stil, entwickelt eine Effizienz bei der Aufklärung. Man weiß, welche Punkte knapper oder gar nicht erläutert werden müssen, und spürt, wie viel Gespräch jemand möchte. Ich habe mich darauf eingestellt und hatte Spaß an der Sache. Im Laufe der acht Monate habe ich mehrere tausend Aufklärungsgespräche geführt.

30. März 2021
Im NDR-Podcast erklärt der Virologe Christian Drosten, dass ein harter Lockdown („Holz-hammer-Methode") das Gebot der Stunde sei: „Ich glaube, es wird nicht ohne einen neuen Lockdown gehen, um die Dynamik noch einmal zu verzögern."

Solange wir die Aufklärungsgespräche in der Kabine geführt haben, entstand schon eine gewisse persönliche Beziehung. Viele waren vorbereitet. Am Ende hieß es: Arm freimachen, desinfizieren, 20 Sekunden einwirken lassen. Beim Stich galt: schnell rein, dann aber langsam drücken. Acht Sekunden, damit die Fetthüllen nicht platzen. Die meisten sagten dann: Was, das war's schon? An einem Tag hatte ich ein 16-jähriges Mädchen mit panischer Angst vor Spritzen schon zum dritten Mal da, ein echtes Drama für sie. Ich sagte: Muss ja jetzt nicht sein, vielleicht besser in Ruhe beim vertrauten Hausarzt oder Kinderarzt? Aber sie hat's am Ende gemacht, ein kleiner Sieg für uns beide.

So beschreibt Impf-Arzt Constantin Blanke-Roeser den Vorgang: „Schnell rein, dann aber langsam drücken. Acht Sekunden, damit die Fetthüllen nicht platzen. Die meisten sagten dann: Was, das war's schon?"

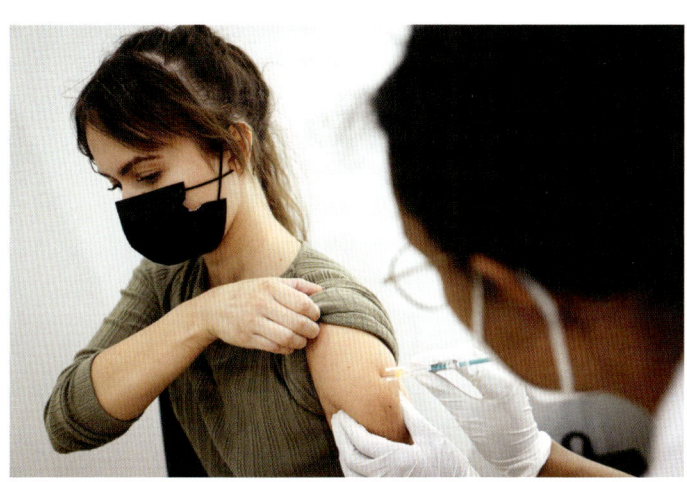

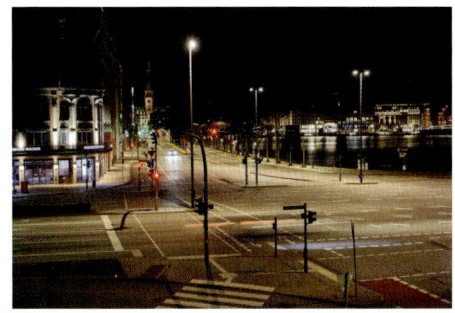

31. März 2021

Hamburg führt ab Karfreitag Ausgangsbeschränkungen ein. Zwischen 21 und 5 Uhr dürfen sich Personen nur aus triftigem Grund im Freien aufhalten. Die Lebensmittelläden müssen um 21 Uhr schließen. Allerdings dürfen sich Personen alleine im Freien aufhalten, um Sport zu machen. Körpernahe Dienstleistungen sollen – bis auf Friseure und medizinisch notwendige Angebote – vorerst nicht mehr ausgeführt werden.

11 Seele des Impfzentrums: die Care-Teams

Die engagierten und bemerkenswert diversen Kümmerer waren mit ihrer stets guten Laune die Seele des Impfzentrums.

Jasper Ramm: Den Gedanken mit den Care-Teams hatte ich von vornherein. Für die Impf-Kampagne an sich war das nicht nötig – wenn alle gern und freiwillig kommen. Aber so ist es ja nicht. Die acht Leute zu Beginn waren super, sie reichten und konnten beweisen, dass die Wahrnehmung von Sekunde eins an gut war. Dazu gehörte das „Herzlich Willkommen" am Eingang. Wir haben uns einige Zentren angesehen, das waren sehr funktionale Betriebe. Wir hatten nur dieses eine, und jede und jeder wussten, sie und er mussten da hin. Als sich zu Beginn des Sommers zeigte, dass es etwas mehr Überredung brauchte, mussten wir uns etwas einfallen lassen. Am Löwengang, so nannten wir den Eingangsbereich zu den Kabinen, da waren manche ängstlich, skeptisch, gestresst. Hier ging es darum zu erkennen, wer braucht was? Vielleicht nur eine Ansprache: Cool, dass du da bist, willst du ein Wasser?

Mitarbeiter des Care-Teams boten über den gesamten Verlauf des Vorgangs im Impfzentrum Unterstützung an.

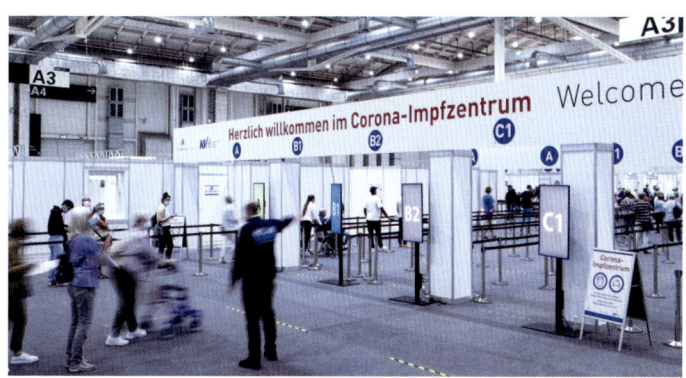

---

2. April 2021
Jetzt gilt in der Zeit von 21 Uhr bis 5 Uhr des Folgetags eine nächtliche Ausgangsbeschränkung.

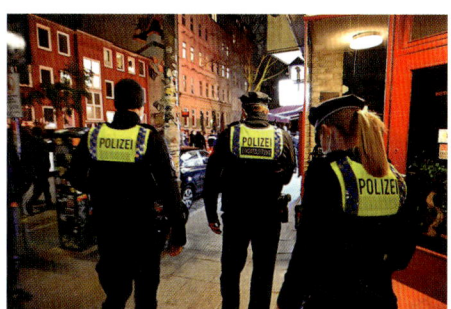

5. April 2021
Die Polizei in Mecklenburg-Vorpommern geht an Ostern gegen touristische Ausflüge vor. Insgesamt werden über die Ostertage mehrere tausend Fahrzeuge überprüft. Knapp 1.250 Personen müssen das Bundesland wieder verlassen.

Kathrin Breer: Zu Spitzenzeiten bestand unser Care-Team aus 150 Kolleginnen und Kollegen, aufgeteilt auf verschiedene Schichten. Ständig kamen neue dazu, die unterschiedlichsten Leute: ein emeritierter VWL-Professor, der war im Ruhestand und sagte, er wolle etwas zurückgeben. Seine größte Freude war es, den Impflingen zum Schluss einen guten Heimweg zu wünschen. Daneben Musical-Darsteller, Menschen aus der Gastronomie- und Veranstaltungsbranche, 18-Jährige, die gerade Abitur gemacht hatten – und Menschen wie Eve Champagne. Sie ist Burlesque-Tänzerin auf St. Pauli und sagte, mit so viel Stoff am Körper arbeite sie sonst nie.

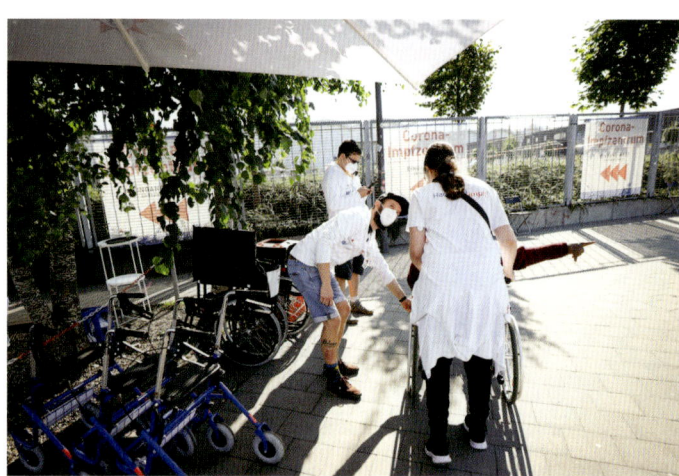

Mobilitätshilfen wurden an diversen Punkten in und an den Hallen vor-gehalten.

6. April 2021
Nach Ostern beginnen die Hausärzte bundes-weit mit den Impfungen. Dafür sollen sie zu-nächst knapp eine Million Dosen erhalten.

15. April 2021
Die Zahl der Todesfälle mit oder durch Corona steigt wieder. Das RKI meldet eine Sieben-Tage-Summe von 219. Der Höchstwert der ersten Welle lag bei 185 (27. April 2020), der der zweiten bei 671 (5. Februar 2021).

Im Besprechungsraum: Die Schichtleitungen der Stadt und des Impfzentrums tauschen sich aus.

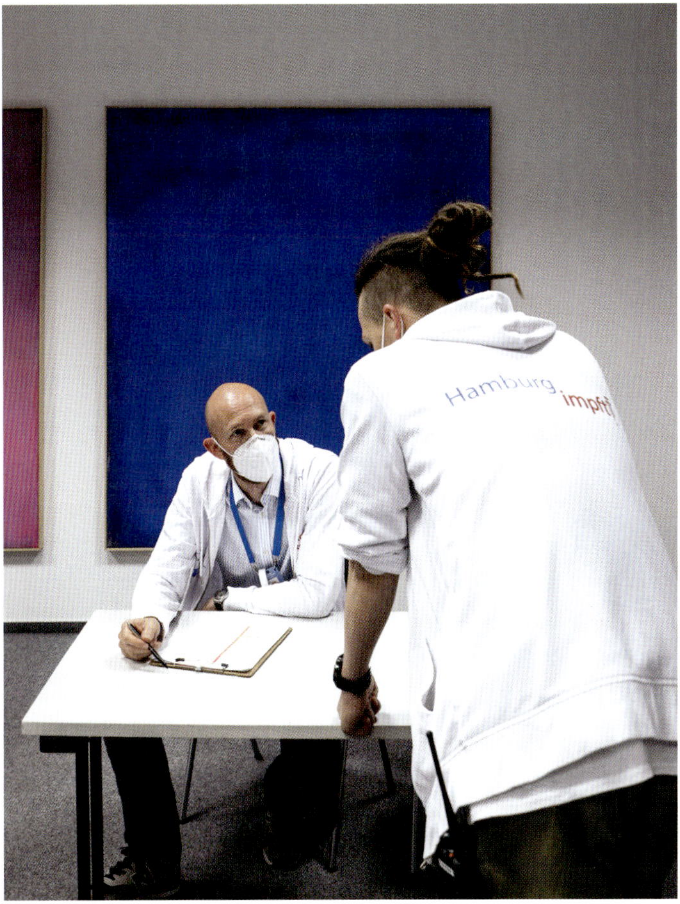

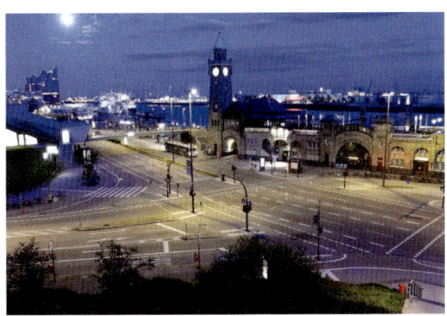

21. April 2021
Während der Bundestag eine „Bundes-Not-bremse" (u. a. mit Aus-gangsbeschränkungen) beschließt, sinken die Inzidenzzahlen in Hamburg leicht. Der Senat wertet das als Erfolg der Ein-schränkungen. Abends ab 21 Uhr sei die Stadt praktisch leer, sagt Hamburgs Innensenator Andy Grote.

Ich fand das Team mega, ich habe nie in einer so diversen Gruppe gearbeitet. Die Impflinge waren „von ... bis", eben der Querschnitt aller
Hamburger, und das Care-Team war genauso „von ... bis". Wir hatten zwei
genderfluide Menschen im Team, supercool. Dazu Männer mit Nagellack,
Röcken und rosa gefärbten Haaren.

> **„Das Care-Team musste man mir aus der Nase ziehen.
> Aber das war liebevoll und richtig gedacht."**
> Walter Plassmann

Viele im Team waren froh, endlich wieder Geld verdienen zu können. Das
waren Leute aus dem Gastro-Bereich, Tätowierer, Veranstaltungstech-
niker. Viele Jobs waren ja stillgelegt worden. Es gab aber auch einen
Maschinenbauingenieur mit Doktortitel, eine Stewardess von einem
Kreuzfahrtschiff, einen Maurermeister. Ich selbst fühlte mich vor dieser
Arbeit, wie soll ich es ausdrücken, unter-inspiriert, mir fehlte Input.
Wieder etwas zu tun zu haben, das war, neben der Bezahlung, sicher bei
vielen ein Motiv. Ich denke aber, dass manche im Care-Team zu jung
waren für das, was man da erlebt hat.

Walter Plassmann: Das Care-Team musste man mir aus der Nase ziehen,
weil es teuer war. Aber das war liebevoll und genau richtig gedacht.
Leute aus der Veranstaltungsbranche denken so, denn das sind ihre

23. April 2021
In Hamburg und Meck-
lenburg-Vorpommern be-
ginnen die schriftlichen
Abiturprüfungen. Dabei
gelten strenge
Hygienepläne: In
Hamburg sind Schnell-
tests vor der Prüfung
vorgeschrieben, die
Masken dürfen am Tisch
abgenommen werden. In
Mecklenburg-Vorpom-
mern ist es umgekehrt.

26. April 2021
Der Tag markiert den
Höhepunkt der dritten
Welle.

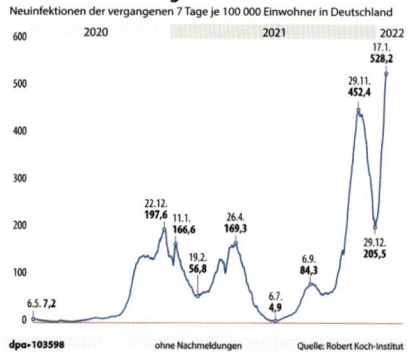

Corona: Entwicklung des Inzidenzwerts
Neuinfektionen der vergangenen 7 Tage je 100 000 Einwohner in Deutschland

dpa·103598   ohne Nachmeldungen   Quelle: Robert Koch-Institut

Gäste. Das war eine richtige Idee von Thomas Boner und Benjamin Laatzen, da zu fragen. Allerdings hatte ich mir damit auch die Aufgabe eingefangen, Prellbock zu sein zwischen den in Event-Kategorien denkenden OMRlern und den behördlichen Anforderungen – auch wenn das Corona-Team von Frau Schlotzhauer sämtliche Beamtenklischees negierte. Hinter ihnen gab es ja noch andere Behörden – und irgendwann würde alles überprüft werden. Einen Freifahrtschein hatten wir nicht, nur ein größeres Auto.

Kathrin Breer: Ein stattlicher Herr, den ich im Rollstuhl schob, fragte: „Entspricht die Funktionalität der Messehallen den Bedürfnissen eines Impfzentrums?" Ich sagte: „Das ist eine hübsche Frage." Dann erzählte er, dass er am Bau des Fernsehturms und der Messehallen beteiligt war, als Bauleiter oder etwas Ähnliches. Viele Gespräche waren für mich wie Interviews mit Zeitzeugen, zum Beispiel wie der Kiez früher war, als die Matrosen kamen. Ich habe Hamburg dabei richtig kennengelernt, wie ich es anders nie hätte tun können. Und ich habe mehr Feinripp-Unterhemden gesehen als jemals zuvor. Ich wusste zwar immer, dass ich in einer Bubble lebe. Aber nicht, wie klein die wirklich ist.

Und man konnte lernen, für die eigene Gesundheit dankbar zu sein. So viele Menschen mit Beeinträchtigungen, körperlich und psychisch. Die Eltern mit erwachsenen, behinderten Kindern: Ich war sehr beeindruckt, wie cool manche damit umgehen.

---

30. April 2021
Der Impfstoff von Biontech/Pfizer kommt jetzt auch aus Schleswig-Holstein: Der Standort in Reinbek wird eröffnet.

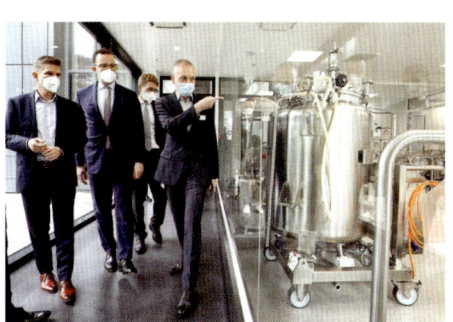

Im Bild von links: Heiner Garg, Gesundheitsminister von Schleswig-Holstein, Gesundheitsminister Jens Spahn, Daniel Günther, Ministerpräsident von Schleswig-Holstein, und Christian Mangels, Produktionsleiter Impfstoffe Allergopharma.

12 Warteschlangen und Rekorde

Schlangen bis zum Schanzenpark:
An einigen Tagen vor Pfingsten war das
Impfzentrum überfordert.

Walter Plassmann: Es gab in diesen Tagen ohnehin Probleme, weil die STIKO, die Ständige Impfkommission, unter anderem die Fristen zwischen erster und zweiter Impfung geändert hatte. Ausgerechnet jetzt wurde das Impfzentrum zum ersten Mal mit undisziplinierten Impflingen konfrontiert. Viele hatten offenbar das Brücken-Wochenende an Himmelfahrt genossen und ihren Impftermin eigenhändig verschoben. Nun gab es diese oft in den Medien gezeigte Schlange, verbunden mit Wartezeiten von mehreren Stunden. Dennoch galt: Niemand wurde nach Hause geschickt, alle wurden geimpft. Schließlich waren es 10.579 Impfungen an einem Tag.

Das Zentrum hatte sich nach und nach auf höhere Besucherzahlen eingestellt - und stieß doch an Grenzen.

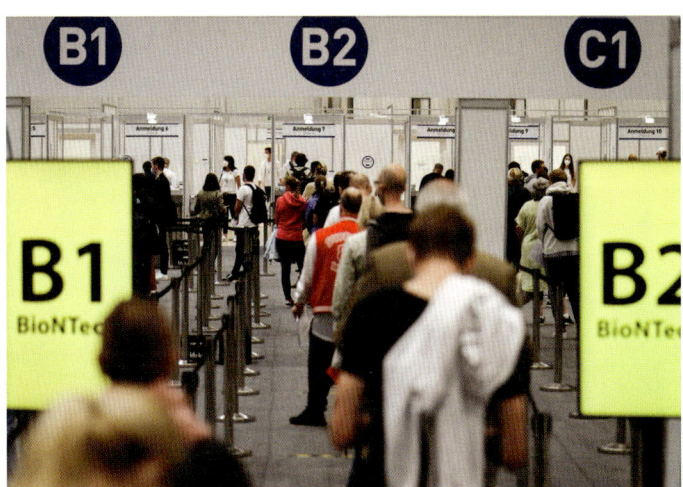

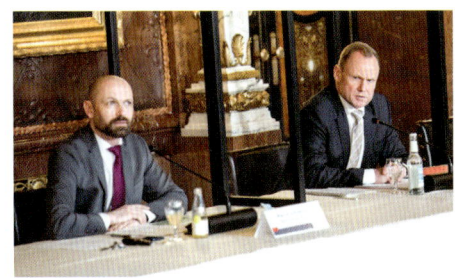

3. Mai 2021

Die Inzidenz in Hamburg fällt unter die Hunderter-Grenze, die für die „Bundes-Notbremse" maßgeblich ist. Der Senat berät über Lockerungen.

Im Bild: Innensenator Andy Grote (r.) und Senatssprecher Marcel Schweitzer.

9. Mai 2021

Vollständig Geimpfte oder von Covid-19 Genesene haben in Deutschland wieder mehr Freiheiten. Für sie entfallen Kontakt- und Ausgangsbeschränkungen, sie werden Menschen mit negativem Testergebnis gleichgestellt.

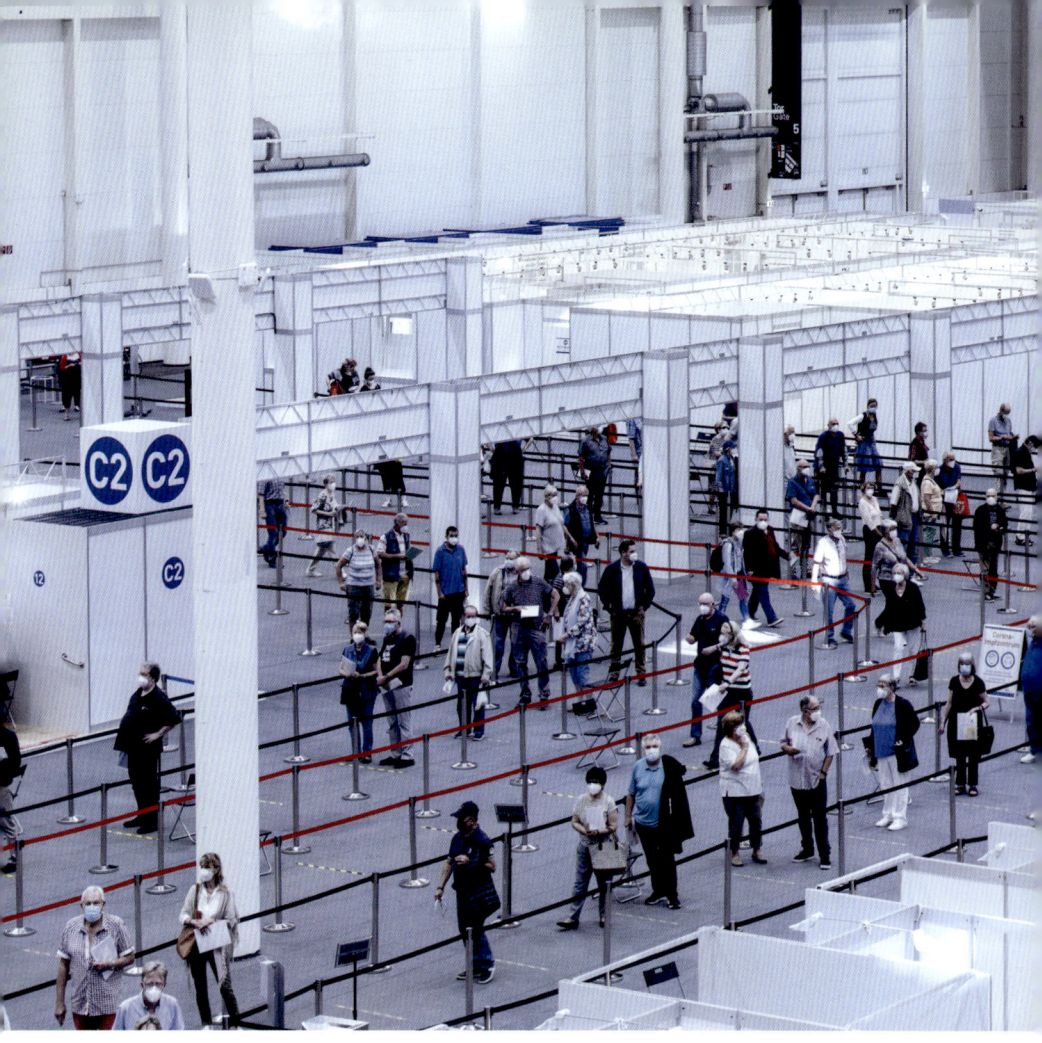

Hochbetrieb in Halle C:
Mitarbeiter des Impfzen-
trums waren begeistert,
wie ruhig und rück-
sichtsvoll die Besucher
auch unter schwierigen
Bedingungen blieben.

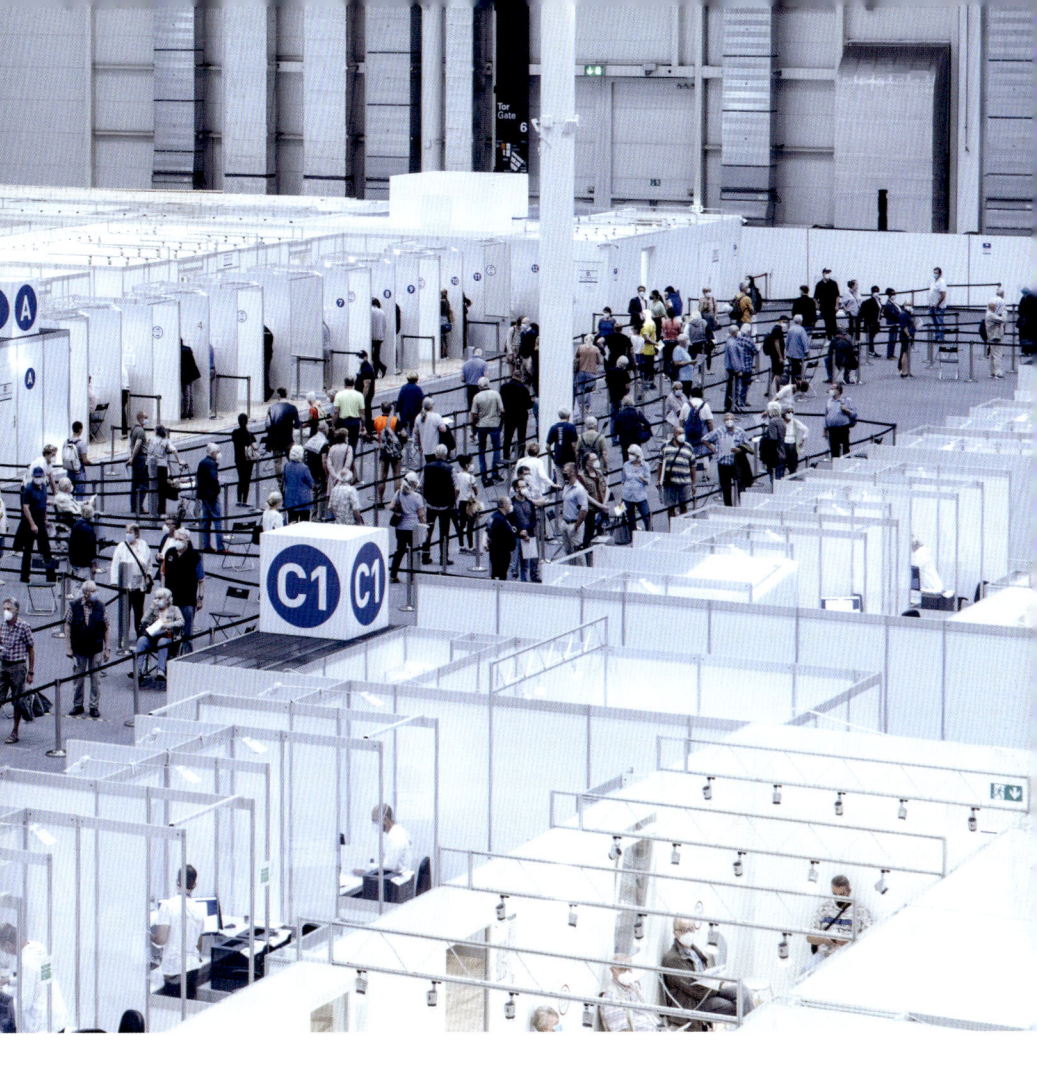

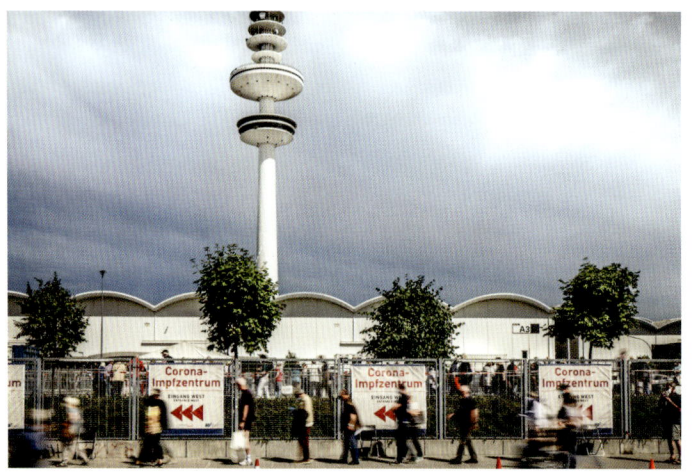

Schlangestehen mit Abstand: Am Osterwochenende brauchten alle Beteiligten gute Nerven.

Birte Müller: Ich stand in einer endlosen Schlange draußen vor dem Gebäude, es war ungewiss, ob ich wirklich dran war wegen meiner Erstimpfung mit AstraZeneca. Die Ordner verteilten Wasser an die Wartenden. Ich kannte von meinem ersten Termin die fröhliche, gelöste Hochstimmung, aber dieser Tag war anders. Nach Stunden des Wartens

> „In diesem Moment habe ich gespürt,
> wie schnell eine Stimmung kippen kann."
>
> Birte Müller

11. Mai 2021
Die Ausgangsbeschränkungen in Hamburg werden aufgehoben.

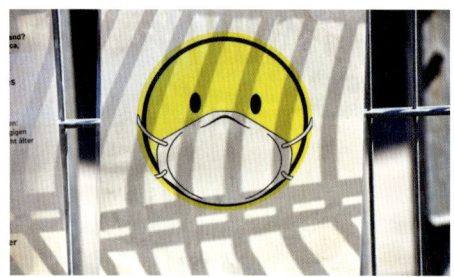

17. Mai 2021
Nach den Maiferien gehen alle Schüler wieder in den Wechselunterricht. Jeweils die Hälfte der Klasse ist in der Schule, die andere Hälfte lernt von zu Hause aus im Distanzunterricht. 80.000

kam von irgendwoher das Gerücht, oder war es eher ein Gefühl, der Moderna-Impfstoff würde nicht für alle reichen. Leute drängten nach vorn, es wurde richtig unangenehm. In diesem Moment habe ich gespürt, wie schnell eine Stimmung kippen kann. Nach meiner Impfung, die dann doch stattfand, sagte die Ärztin, ziemlich barsch: „So, jetzt können Sie wieder alles machen."

Ich habe erst später begriffen, dass in diesen Tagen viele da waren, die im Sommer verreisen wollten und alle Tricks aufgeboten haben, früher dran zu sein. Als pflegende Angehörige war ich von solchen Motiven weit entfernt. Ich verstehe aber, dass die Menschen im Impfzentrum genervt waren. Trotzdem: schade.

Benjamin Laatzen: Wir hatten zwei, drei Tage mit langen Schlangen zu kämpfen, da herrschte Alarm, in den Messehallen und auch im Rathaus. Das war genau das, was die Stadt und wir unbedingt hatten vermeiden wollen. Am Tag mit der längsten Schlange hatte ich einen Fehler gemacht. Neben einer zu ambitionierten Planung hatte ich die Nachwirkung des langen Pfingstwochenendes unterschätzt. Ich habe mich bei allen Kolleginnen und Kollegen entschuldigt und auch gegenüber der Stadt sowie der KV die Verantwortung dafür übernommen. An dieser Stelle möchte ich Melanie Schlotzhauer und Walter Plassmann herzlich danken, die mich sehr unterstützt haben.

Schülerinnen und Schüler der allgemeinbildenden Schulen mussten davor ausschließlich zu Hause lernen.

18. Mai 2021
Ab Pfingstsonnabend dürfen in Hamburg unter Auflagen die Außengastronomie und der Einzelhandel wieder öffnen. Negative Corona-Tests sollen nicht erforderlich sein, sofern die Sieben-Tage-Inzidenz stabil bei unter 50 bleibt.

19. Mai 2021
Auf Sylt werden 261 Menschen in Quarantäne geschickt. Grund ist der Besuch eines Ehepaars Anfang Mai. Nach Angaben des Landkreises hatten die beiden u. a. vier Restaurants besucht. Nach der Abreise wurde das Paar positiv auf Corona getestet.

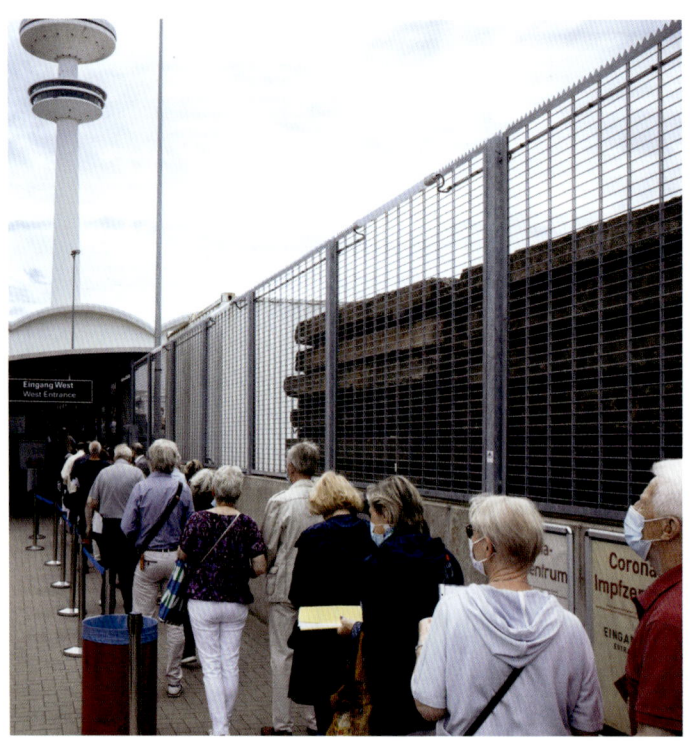

„Es gab Unmut. Ich fand es aber ergreifend, wie solidarisch und bescheiden die meisten waren."

Kathrin Breer

18. Mai 2021
Unter Auflagen – negativer Test, vollständiger Impfpass oder Genesungsnachweis – dürfen Theater und Konzerthäuser wieder öffnen.

22. Mai 2021
Nach mehr als fünf Monaten im Lockdown dürfen in Hamburg die Läden wieder öffnen – ohne Testpflicht. Gleiches gilt für die Außengastronomie.

Sönke Knopp: An einem unserer Dokumentationstage für das Museum für Hamburgische Geschichte war es richtig voll, da habe ich aufgebrachte Menschen erlebt. Die Teams haben alles getan, um die Situation zu erleichtern, aber das war schon eine Zumutung für die Menschen.

Kathrin Breer: An diesem Montag hatte ich frei und war joggen. Dabei kam ich am Schanzenpark vorbei, sah die Menschenmassen, dazwischen meine Kollegen und dachte nur: Die könnten Hilfe gebrauchen. Meine Chefin sagte zu mir: „Lauf schnell nach Hause und geh duschen, dann teile ich dich ein." Am Ende lief ich mit zwei Kollegen den ganzen Tag durch den Park und habe versucht, die Leute bei Laune zu halten, die Pöbler zu beruhigen und einigen gesundheitlich Angeschlagenen zu helfen. Zwei Kollegen und ich haben uns also alle 50 Meter hingestellt und gerufen: „Schön, dass ihr da seid. Prägt euch das Gesicht von eurem Vordermann und eurer Hinterfrau gut ein, ihr werdet einige Stunden zusammen verbringen. Es lohnt sich also, sich anzufreunden." Es schweißt zusammen, einen Tag zwischen Menschenmassen und Matschpfützen gemeinsam zu verbringen. Fast wie auf einem Festival.

Es gab da Unmut, auch lautstark, und das verstanden wir. Ich fand es aber ergreifend, wie solidarisch und bescheiden die meisten waren.

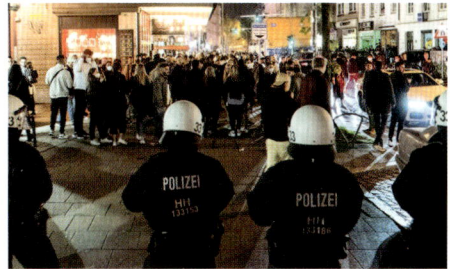

30. Mai 2021
Die Polizei räumt das Schulterblatt im Schanzenviertel, wo Tausende feiern. Hamburgs Zweite Bürgermeisterin Katharina Fegebank kritisiert: „Das war eine rücksichtslose Massenparty mit Potenzial für ein Corona-Superspreader-Event."

31. Mai 2021
Die Gesundheitsbehörde gibt die Prioritätsgruppe 3 vollständig frei: Frauen und Männer über 60 Jahren sowie Personen, die in der kritischen Infrastruktur tätig sind, können sich beim Impfzentrum um einen Termin bemühen.

13 Happening, Spirit und straffes Regiment

Die Atmosphäre des Hamburger Impfzentrums gilt als einzigartig. Nicht nur viele Impflinge, auch Mitarbeiterinnen und Mitarbeiter erinnern sich voller Wärme an diese Zeit.

Walter Plassmann: Dieser Spirit war eine Hamburgensie, das hat es so – glaube ich – anderswo nicht gegeben. Eigentlich hat das Thomas Boner vorgegeben, mit seiner Begeisterung. Die hat er auf seine Leute übertragen. Sie waren stolz, dabei zu sein. Noch mehr, als man sah, dass es funktionierte. Alle haben konsequent von den Leuten her gedacht: Was denken die, was erwarten sie, welche Bedürfnisse gibt es? Überall gab es Stühle, Getränke, aufmerksame Helfer.

Constantin Blanke-Roeser: Es war unglaublich, für mich praktisch vom ersten Tag an. Die Atmosphäre war offen, unhierarchisch, solidarisch. Das findet man im Krankenhaus, im ganzen medizinischen Sektor selten. Manche der Beteiligten sind vielleicht für den Alltag verdorben worden, weil sie das dort nicht wiederfinden werden. Im Krankenhaus zum Beispiel gibt es Personalmangel, Rivalitäten, Überstunden, viel Leid. Wir dagegen waren gut besetzt, hatten interessante Kontakte mit so vielen Berufsgruppen und kulturellen Hintergründen.

Walter Plassmann: Es gab lange Nächte mit Konfliktgesprächen auf der Leitungsebene, da waren sehr unterschiedliche Mentalitäten am Werk. Man konnte nicht jeden spontanen Einfall einfach umsetzen, weil wir wussten, dass später alles genau geprüft werden würde. Da mit enorm flachen Hierarchien gearbeitet wurde, fühlte sich jeder Mitarbeitende für das Ganze verantwortlich, gleichgültig, ob er oder sie den ganzen Tag Papier in den Druckern auffüllte, Spritzen in die Impfboxen brachte oder

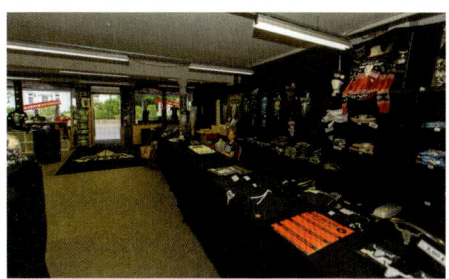

1. Juni 2021
Hamburger Hotels dürfen wieder Touristen beherbergen. Das Metal-Festival in Wacken, geplant für Ende Juli, wird aber erneut abgesagt.

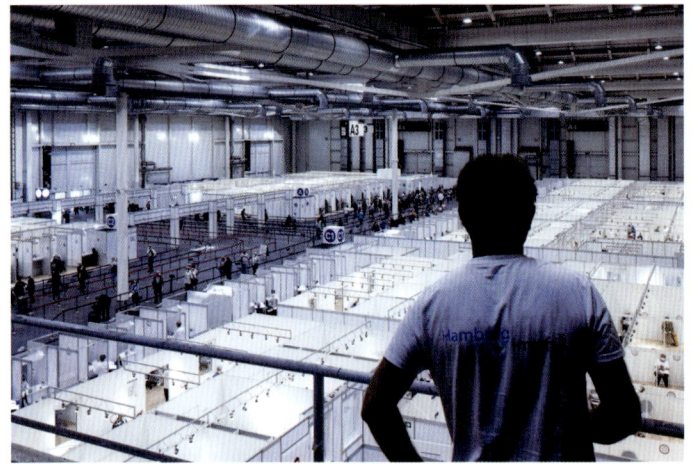

Thomas Steiger, behördlicher Leiter des Impfzentrums, überblickt die Halle A.

sich um das Wohlergehen der Impflinge bemühte. Und so wurden un- runde Abläufe schnell identifiziert und geglättet. Wer einmal „agiles Ar- beiten" in Aktion sehen wollte – hier konnte er das.

Jasper Ramm: Wir haben tonnenweise Fanpost bekommen. Wir haben dazu auch aufgefordert, über kleine Feedback-Formulare, aber es kamen auch viele Briefe. Ich bin sehr berührt, wenn ich daran denke. Wir haben vielen in dieser Lage eine Bubble gegeben, man war ja einsam, nirgendwo Freunde, die man treffen durfte. Alle sind im Lockdown, aber wir machen mit 4.000 Leuten ein Impfzentrum in den Messehallen. Das war schon ein Riesenprivileg.

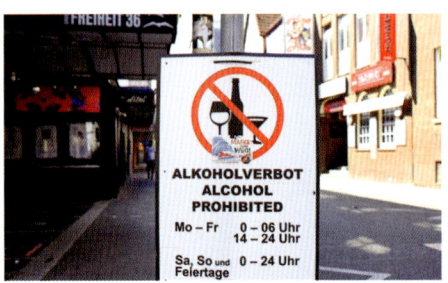

4. Juni 2021
Restaurants und Kneipen dürfen wieder Gäste (mit negativem Test etc.) in Innenräumen emp- fangen. In den „Szene- vierteln" darf jedoch kein Alkohol aus- geschenkt werden, die Polizei kontrolliert auf St. Pauli streng. Nach monatelangen Ein- schränkungen nehmen die Hamburger Kitas ihren Regelbetrieb wieder auf.

„Mit Herz bei der Sache": Das war – neben der notwendigen Effizienz – in der Tat die Einstellung aller Mitarbeitenden des Impfzentrums.

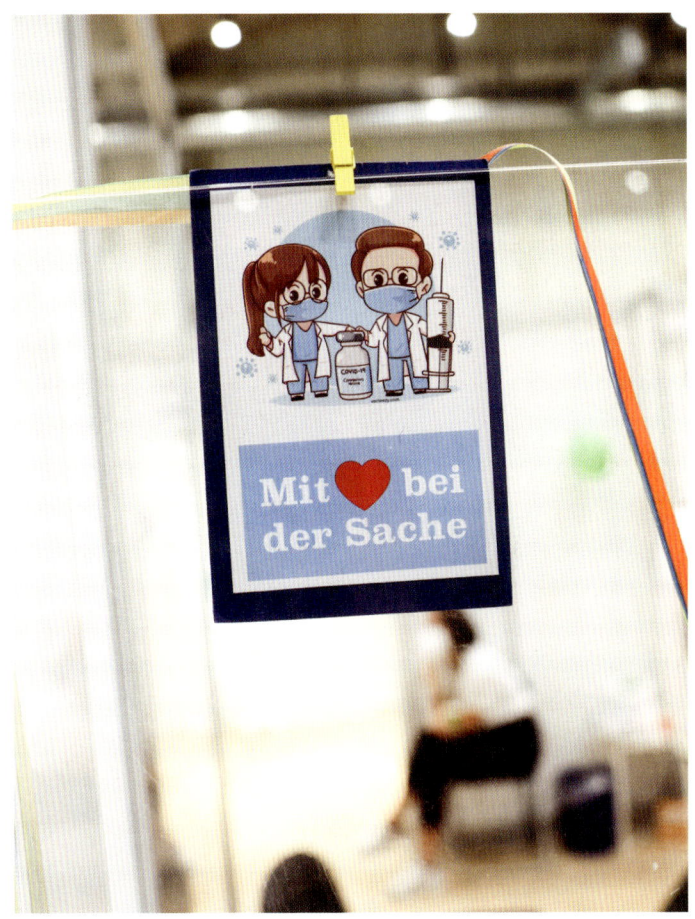

7. Juni 2021
Bundesweit fällt die Impf-Priorisierung, Hamburg hält jedoch noch daran fest.

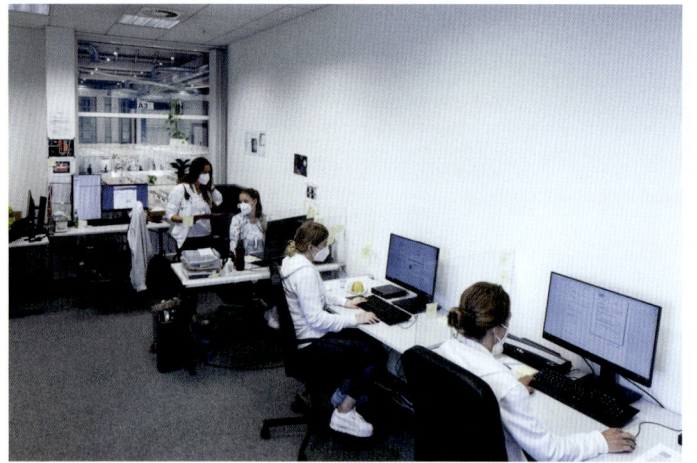

Im Büro der Dokumentation: Hier wurden alle Dokumente und Bescheinigungen in Echtzeit geprüft, Fehler unmittelbar korrigiert.

Kathrin Breer: Es mag pathetisch klingen, aber im Impfzentrum bekam ich ein neues Sozialleben geschenkt. Damals durfte man ja nur einen anderen Haushalt treffen. Im Team sind schnell Freundschaften entstanden. Die besondere Stimmung lag auch daran, dass wir alle endlich wieder unter Leuten waren, eine Aufgabe hatten. Die OMR haben ihre Kontakte immer sehr clever eingesetzt. Im Februar gab es plötzlich Thermo-Jacken, was waren wir dankbar dafür. OMR ist cool, aber auch hart. Um jede Überstunde musste man kämpfen. Es gibt um OMR eine besondere Szene, die zum Teil auch im Impfzentrum tätig wurde. Die sind super, wenn es um das OMR-Festival geht. Aber die hatten keine Erfahrung mit langfristigen Einsätzen.

12. Juni 2021
Für die meisten EU-Mitgliedsstaaten, den Schengen-Raum und Großbritannien wird die Reisewarnung aufgehoben - ein Sommerurlaub im Süden wird dadurch wieder möglich. Die Warnung für Länder außerhalb der EU wird verlängert.

16. Juni 2021
Die Corona-Warn-App kann jetzt aufs Smartphone geladen werden. Die sogenannte Tracing-App gibt Alarm, wenn man Erkrankten zu nahe gekommen sind. Mithilfe der Anwendung sollen Infektionsketten durchbrochen werden.

Pia Sundermann: Der Austausch ging so schnell, das kann sich keiner vorstellen. Jeden Tag gab es neue Infos über die Impfstoffe. Der Austausch mit Dirk Heinrich und den anderen Ärzten war total schön, so wie man sich das wünscht zwischen Ärzten und Apothekern. Ohne das hätten wir die plötzlich auftretenden Probleme auch gar nicht lösen können. Ja, manchmal war die Stimmung wie im Ferienlager, alle waren gut gelaunt und haben zusammengehalten. Danach war es nicht so einfach, wieder in den Alltag zurückzukehren.

Schokohasen versüßten die Ostertage – was in den wohl stressigsten Wochen des Zentrums sehr willkommen war. OMR-Geschäftsführer Jasper Ramm nutzte seine Kontakte, um Spenden wie diese zu organisieren.

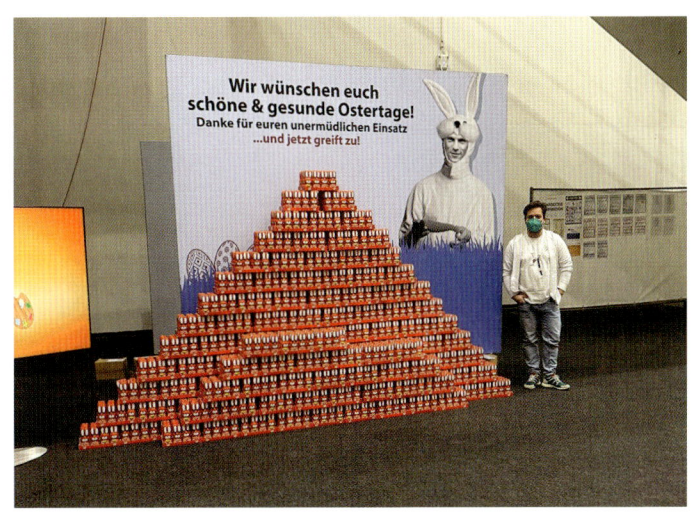

18. Juni 2021
Gegenläufige Beobachtungen: Die Inzidenz sinkt, gleichzeitig sehen Experten den Anstieg an Erkrankungen mit der neuen Delta-Variante. Wieder müssen Lockerungen gegen eine mögliche neue Welle abgewogen werden. In Hamburg entfällt die allgemeine Maskenpflicht im Freien.

Constantin Blanke-Roeser: Viele Faktoren kamen zusammen. Die große Aufgabe, das Gefühl, wir können anpacken und gemeinsam diese Sache beenden. Besonders ausgeprägt war das im April, während des Lockdowns, wir durften uns treffen und etwas tun! Und dann die Dankbarkeit der Impflinge, so etwas überträgt sich. Das war am Anfang, bei den Älteren, sehr ausgeprägt, im Sommer gab es andere Töne, als die kamen, die sich unter Druck gesetzt fühlten oder wegen Urlaub reindrängelten. Dazu die interne Atmosphäre, an der auch die OMR großen Anteil hatte. Die Feelgood-Teams mit Essen und Trinken, immer alle per Du, jeder hatte ein freundliches Wort. Und schließlich: Es war eine Ehre, dabei zu sein.

Benjamin Laatzen: Im Frühsommer kamen allmählich die weniger Freiwilligen, für die der Druck zu groß wurde. Da veränderte sich der gesamte Ton. Aber das beste Mittel zur Deeskalation ist gleichbleibende Freundlichkeit.

> **„Im Frühsommer kamen allmählich die weniger Freiwilligen, für die der Druck zu groß wurde. Da veränderte sich der gesamte Ton."**
> Benjamin Laatzen

28. Juni 2021
Auch in Hamburg wird die Priorisierung aufgehoben; mehr als 10.000 Termine stehen allen Erwachsenen vormittags zur Verfügung, die meisten sind nach kurzer Zeit vergeben. Am Nachmittag kommen noch einmal 41.000 weitere Termine, die vergeben werden können, hinzu.

Kathrin Breer: Ich bin ganz gut darin, zu deeskalieren, deshalb wurde ich oft vorgeschickt, wenn es Ärger gab. Mir macht es nichts, das Geschimpfe anzuhören, weil ich weiß, es geht nicht gegen mich persönlich. Als die Grundschullehrer dran waren und die Gymnasiallehrer noch nicht, war es manchmal schwierig. Ich war von mir überrascht, dass es mir sogar Spaß gemacht hat: an der Schlange entlangzulaufen, zu beschwichtigen, Genöle anzuhören, zu beruhigen. Ich wusste eben, dass es wichtig war für den Erfolg der ganzen Impfkampagne. Ich habe dann gesagt, sorry, tut mir so leid, ich frage nochmal nach – das hat vielleicht nicht praktisch, aber menschlich doch was gebracht.

Dirk Heinrich: Die gute Stimmung im Zentrum, das war nicht nur ein angenehmes Extra, sondern hatte einen medizinischen Aspekt. Ob man nach der Spritze Schmerzen im Arm empfindet, das ist ja eine Bewertungsfrage. Wenn die Atmosphäre freundlich ist und alles gut erklärt wurde, dann tut es weniger weh.

Ich stand in der Öffentlichkeit, weil ich ja mit mehreren Funktionen unterwegs bin, unter anderem als KV-Ärztesprecher. Bei Pressekonferenzen war ich dabei, weil die KV-Leitung aus Juristen und Nicht-Medizinern besteht. Viele Journalisten kannten mich, gaben das weiter: Der Heinrich sagt was. Und Benjamin Laatzen, der eigentliche Leiter, wollte gern, dass ich das mache. So hat sich das ergeben.

---

30. Juni 2021
Die „Bundes-Notbremse"
läuft aus, zugleich sind
Unternehmen nicht
mehr verpflichtet, nach
Möglichkeit Homeoffice
anzubieten.

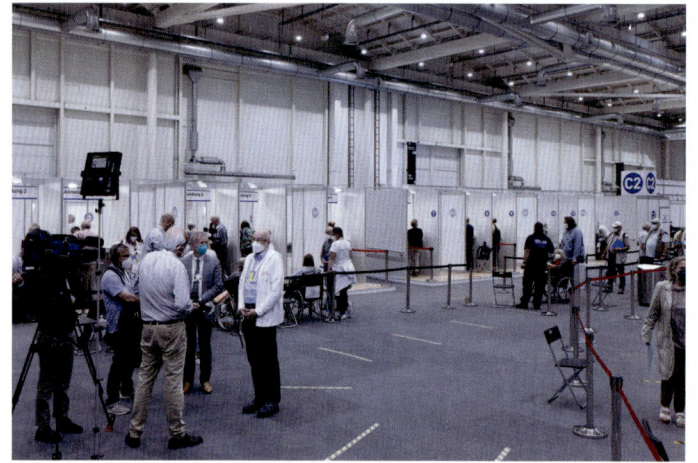

Dirk Heinrich, Ärztlicher Leiter des Zentrums, spielte mit TV-Interviews und mit seinem Twitter-Account eine große Rolle in der Kommunikation.

Da wir das größte Impfzentrum in Deutschland betrieben, kamen auch überregionale Anfragen. Und wir gaben uns große Mühe, dass alles tiptop aussieht. Ich habe gesagt, das muss aussehen wie die beste Klinik der Welt. Und das ist auch gelungen. Und weil der Eingangsbereich recht fotogen war, sind viele gekommen. Ich mache das auch ganz gern und finde es wichtig, wir hatten ja eine Botschaft. Wir wollten möglichst viele erreichen, damit sie kommen. Dabei habe ich gelernt, laiengerecht zu erklären. ZDF, Tagesschau, Tagesthemen, die Bilder und Interviews kamen immer aus Hamburg. Wir haben das von Anfang an auch als unsere Aufgabe angesehen. Denn eine Impfkampagne funktioniert nur über die Medien.

6. Juli 2021
Grünes Licht für Zuschauer im deutschen Fußball zur neuen Saison. Die Stadien dürfen bundesweit bis zu 50 Prozent ausgelastet werden, gedeckelt bei maximal 25.000 Fans.

9. Juli 2021
Spanien wird zum Risikogebiet erklärt. Die inzwischen dominante Delta-Variante lässt die Inzidenzzahlen wieder ansteigen.

12. Juli 2021
Reiserückkehrer sind in Hamburg für etwa ein Drittel der Neuinfektionen verantwortlich. Mehrfach stellt die Hamburger Gesundheitsbehörde sämtliche Personen an Bord von Flugzeugen unter Quarantäne.

Kathrin Breer: Ich fand es schlau, dass sie Dirk Heinrich zum Gesicht des Impfzentrums gemacht haben. Aber ich frage mich, warum die ganze Kommunikation über Social Media an ihm hing, warum die Stadt das nicht gemacht hat. Wir hatten gegen Ende viel zu wenig Impflinge, man hätte mehr tun können, um Menschen in anderen Sprachen und über andere Kanäle fürs Impfen zu gewinnen. Allein mit den Sprachkenntnissen im Care-Team hätte man so viel abdecken können. Ich fand Dirk Heinrich bei Markus Lanz und überall sonst ganz wunderbar. Aber man hätte mehr tun können – und auf unsere Vorschläge dazu eingehen können.

Dirk Heinrich: Twitter war überraschend erfolgreich. Ich hatte immer einen Account, der so vor sich hin dümpelte, der hatte dann eine unfassbare Wirkung und war unser wirksamstes Instrument. Nicht nur, um für die Impfkampagne zu werben, sondern auch, um schnell zu informieren: So sieht es mit der Wartezeit gerade aus, oder da ist noch Impfstoff. Das hat sich ganz schnell herumgesprochen. Das Verhältnis zu den Medien war extrem gut, alle haben gespürt, dass sie auch Verantwortung tragen, den Erfolg des Impfzentrums nicht zu gefährden. Natürlich gab es berechtigte Kritik, wenn mal Schlangen entstanden oder die Priorisierung unklar war. Aber der Grundtenor war immer positiv.

14. Juli 2021
Hamburg weitet dezentrale Impfangebote in Stadtteilen, Jobcentern, Bürgerhäusern etc. aus.

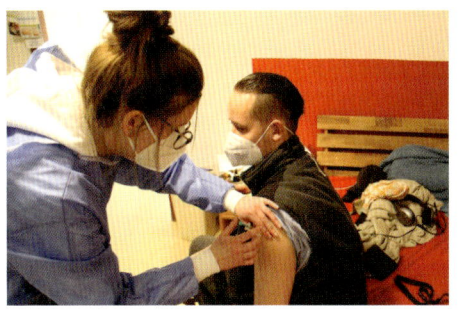

Tim Albers: Als sich der Bedarf an aktuellen Daten und Statistiken abzeichnete, kam das Programm „Tableau" hinzu. Damit konnten wir in Sekunden Grafiken liefern zu Alter, Stadtteilen und so weiter, alle relevanten Parameter. Das hat den Entscheidungsträgern und der Politik sehr geholfen, denke ich. Generell gab und gibt es ja in der Pandemie ein großes Problem mit der Verfügbarkeit von Daten. Aus meiner Sicht steht Deutschland beim Thema Digitalisierung ziemlich weit hinten, das kann man an diesem Beispiel ganz deutlich sehen. Es gibt ein Papierformular für Impf-Nebenwirkungen, das wird dann ans Paul-Ehrlich-Institut geschickt. Es wundert mich nicht, dass da keine vernünftigen, aktuellen Daten verfügbar sind.

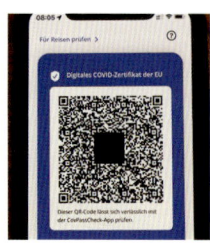

Das Resultat vieler IT-Anstrengungen: ein digitales Impf-Zertifikat in der Smartphone-App.

„Panex" hatte ja etwas später noch eine zweite Funktion: Weil wir eine Datenbank über alle Informationen hatten, jede Seite mit einem QR-Code, konnten wir ein digitales Impf-Zertifikat erzeugen. Das ging über eine zweite Webseite, die mit dem Code auf der Ersatz-Impfbescheinigung erreichbar war. Die Impflinge mussten also nicht zur Apotheke, sondern konnten ihr Zertifikat direkt bekommen. Das war, wie ich höre, ziemlich einzigartig. In den Barcodes – eigentlich Data-Matrix-Codes – waren alle Informationen enthalten. Die wurden immer weitergereicht. Wo die Vials in die Hand genommen wurden, gab es einen Master-Etikettendrucker. Es wurde festgehalten: welches Vial, wann geliefert, welche Anforderungen an das nächste Etikett.

26. Juli 2021
In den Messehallen sind nun Impfungen ohne Anmeldung möglich. Ende Juli fällt die Zahl der Impfwilligen stark ab. Zugleich steigt die Inzidenz wieder.

„Deutschland ist bei der Digitalisierung weit hinten,
das kann man an diesem Beispiel gut sehen."

Tim Albers

Kathrin Breer: Bis zum Schluss hat sich die ganz überwiegende Mehrheit gefreut, endlich dran zu sein. Ganz am Ende kamen welche, die sagten, dass sie sich nur impfen ließen, weil sie sonst nicht in Urlaub fahren konnten. Die Regelung, dass du als Angehöriger eines Vulnerablen vorgezogen wurdest, die wurde sicher missbraucht. Und ich fand es ärgerlich, dass Mitarbeiter von großen Unternehmen mit irgendwelchen Bescheinigungen von ihrem Arbeitgeber kamen. Oft wurden die abgewiesen, wenn sich herausstellte, die arbeiten in der IT im Homeoffice. Die musste ich dann rausgeleiten, sie waren beschämt und verbittert. Aber viel öfter habe ich erlebt, dass Menschen genau darauf geachtet haben, eben nicht ungerecht bevorteilt zu werden.

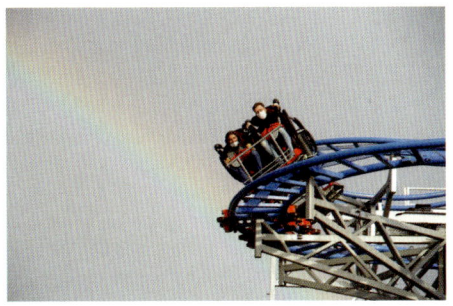

30. Juli 2021
Nach eineinhalb Jahren Pause findet der Sommer-Dom wieder auf dem Heiligengeistfeld statt. Es gilt Maskenpflicht, Besucher müssen vorab ein Zeitfenster buchen.

14 Der letzte Tag

Mit dem Tag der Schließung kommt
das Impfzentrum auf insgesamt
1,18 Millionen Corona-Impfungen.
Eine geplante Party findet aber
nicht statt.

Melanie Schlotzhauer: Die letzten Stunden waren sehr bewegend. Alle Beteiligten wussten, was sie geleistet haben, und dass da etwas wirklich Besonderes zu Ende ging. Leider musste ich jetzt ausnahmsweise einmal massiv eingreifen und den Wunsch ausschlagen, eine Abschiedsparty mit Live-Auftritt zu machen. Das ging aus Compliance-Gründen nicht. Ich glaube, als man aus anderen Städten hörte, wie es dort lief, waren alle dankbar, dass ich das abgeblasen habe.

Walter Plassmann: Namhafte Hamburger Künstler hatten von sich aus angeboten, Konzerte ohne Gagen zu geben als Dank für die Mitarbeiter. Doch auch die versammelten sachkundigen Köpfe von KVH und Sozialbehörde vermochten es nicht, die Hürden der Anti-Korruptions-regeln der Stadt zu überwinden. Ein „free concert" war nicht machbar. Das war dann doch zu viel Rock'n'Roll.

Dirk Heinrich: Wir haben in den ganzen Monaten keinen Fehler gemacht, dazu gehört auch Glück. Wir waren auch äußerst vorsichtig vorgegangen wegen der Gefahr, die ganze Impfkampagne in Misskredit zu bringen. Zum Beispiel die mögliche 7. Dosis in dem Sechser-Vial von Biontech, um die es einige Diskussionen gab. Viele haben diese Dosis noch aus den Ampullen geholt, obwohl die Zulassung dafür nicht gegeben war. Das konnten und wollten wir nicht riskieren.

---

4. August 2021
Steigende Fallzahlen
führen zur Absage der
„Cyclassics"-Radrennen.

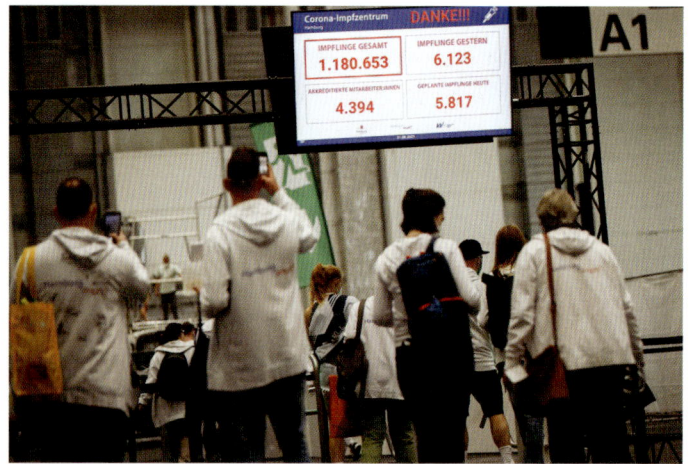

Mitarbeiter auf dem Weg zur letzten Schicht: Es folgten noch 6.264 Impfungen bis zur Gesamtzahl von 1.186.917. Die anderen Felder zeigen die Zahlen vom Vortag (rechts oben), die Zahl der Mitarbeiter (l.u.) und die für den Tag vorgeplanten Impfungen.

Unser letzter Tag war schon ein besonderer. Es lag Wehmut in der Luft, dass die Zeit im Impfzentrum vorbei war, aber auch Stolz über das Erreichte. Das Team wollte eigentlich nicht auseinandergehen. Die Stadt tat sich schwer mit einer offiziellen Feier. Aber es gab sie doch – und auch da ist alles gut gegangen. Ich bin dann noch einmal durch die leere Halle gegangen.

10. August 2021
Der Bund-Länder-Gipfel kündigt das Ende der kostenlosen Bürgertests an.

16. August 2021
Die STIKO spricht für alle 12- bis 17-Jährigen eine allgemeine Covid-19-Impfempfehlung aus.

Constantin Blanke-Roeser: Am letzten Tag kamen noch einmal relativ viele Impflinge. Einige wollten schnell noch die unkomplizierte und komfortable Impfgelegenheit wahrnehmen, für die das Impfzentrum stand. Daher war noch mal viel zu tun, mehr als zuweilen in den Wochen davor, zumal die Zahl der Impflinge mittlerweile stark zurückgegangen war. Trotzdem blieb Gelegenheit für persönliche Gespräche unter Kollegen und den Austausch von Erinnerungen. Viele waren emotional berührt. Das begann schon damit, dass in der Frühansprache ein vorbereiteter Kurzfilm gezeigt wurde, in dem von vielen Beteiligten beigesteuertes Bildmaterial zum Impfzentrum zu sehen war. In vielen Clustern hatten Kollegen kleine bis aufwendige Snacks mitgebracht, es kam zu gegen-

Dezente Deko: Zum Abschied wurde das Zentrum von den einzelnen Clustern geschmückt.

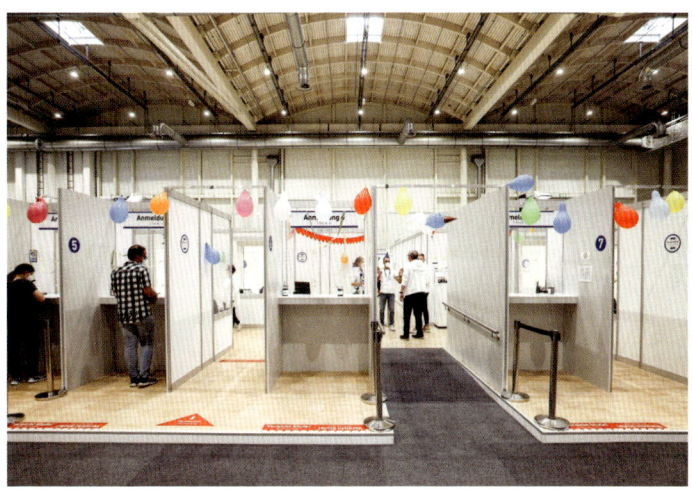

23. August 2021
Während die Inzidenz wieder die 50er-Schwelle überquert, beschließt die Bundesregierung, neben diesem Wert die Belastung der Krankenhäuser zum wichtigeren Kriterium für Maßnahmen zu machen.

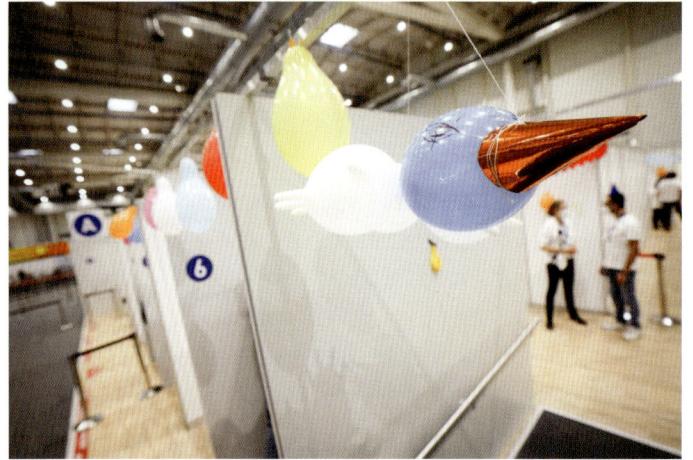

Feine Bastelarbeit zum Abschied: Aufgeblasene Latexhandschuhe wurden zur Freude von Kindern zweckentfremdet.

seitigen Besuchen zwischen den Clustern. Schön war auch, dass wir Medizinischen Teamleiter für den letzten Tag Wünsche für die personelle Besetzung äußern durften. So konnte ich noch einmal einen Arbeitstag mit einem Dreamteam verbringen: Menschen, die mit besonderem Einsatz und ihrer Persönlichkeit über viele Monate unser Cluster geprägt hatten.

24. August 2021
Seit Ende August gilt für alle Publikumseinrichtungen die „2G-Option": Veranstalter können beantragen, dass nur Geimpfte und Genesene Zugang erhalten. Dadurch gelten für sie gelockerte Regeln.

Sönke Knopp: Für das Museum für Hamburgische Geschichte waren wir ein paar Tage vor der Schließung da, um die gewünschten Objekte für die Sammlung zu sichern. Ich hatte Aufkleber dabei, wie ein Gerichtsvollzieher. Sonst wären die Sachen einfach verschwunden. Es geht da übrigens nicht um Lkw-Ladungen von Objekten, sondern um ein paar exemplarische Dinge. Wir haben zum Beispiel das Impf-Set von der millionsten Impfung im Zentrum gesichert. Ansonsten vieles, was bei uns „Flachware" heißt: Plakate, Info-Zettel, Sticker, Badges. Alles, was später einen Eindruck davon gibt, was da war.

Die Stadtgesellschaft nahm den Kampf gegen das Coronavirus auf und schaffte mit dem Impfzentrum einen Etappen-Erfolg.

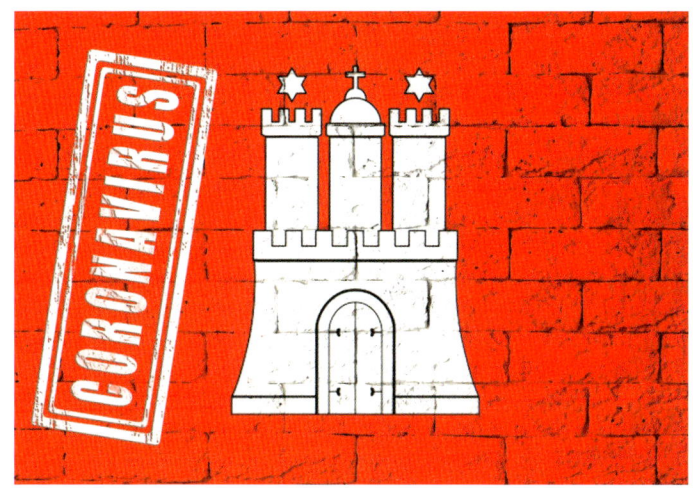

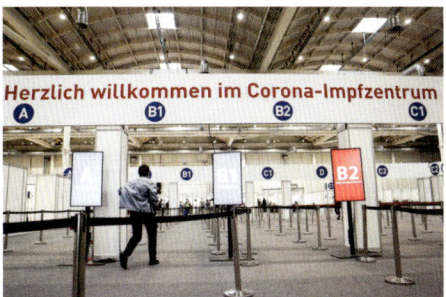

31. August 2021
Das Hamburger Impfzentrum schließt.

15 Was vom Impfzentrum bleibt

Stolz auf eine einmalige Leistung,
Freundschaften fürs Leben, ein
Lehrbeispiel für agiles Arbeiten:
In den Messehallen wurde Hamburger
Geschichte geschrieben.

Jasper Ramm: Wir hatten einen maximalen Lerneffekt. Wir haben uns wirklich weiterentwickelt, sind diverser geworden, auch bei unseren Themen. Wir sind jetzt empfänglicher für alles, was in unserer Umgebung passiert. Einige ganz praktische Lernerfolge: Wir haben die Hamburger Gesellschaft live erlebt, es waren ja alle da im Zentrum. Ab jetzt werden wir immer eine rollstuhlgerechte Einrichtung haben, in alle Sprachen übersetzen, die gewünscht werden, und überhaupt alle mitnehmen.

Davor hatten wir in der Politik nur mit Kultursenator Carsten Brosda zu tun. Jetzt haben wir Freunde in der Stadt, bekommen Feedback, auch von verbundenen Firmen. Wenn wir mal wieder Gelegenheit haben

Dankbarkeit – hier bezeugt vor einem Pflegewohnstift in der Frühphase der Impfkampagne – war bei Betreibern des Impfzentrums wie bei den Impflingen das bei weitem vorherrschende Gefühl.

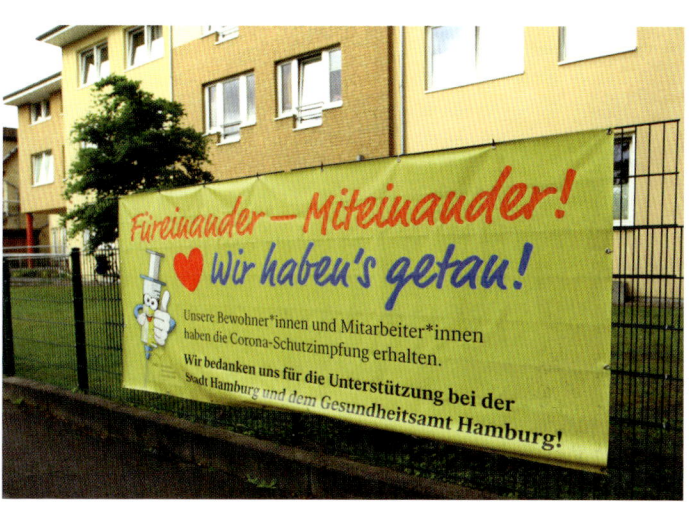

14. September 2021
Laut den aktuellen Zahlen des Robert-Koch-Instituts (RKI) sind mittlerweile zwei Drittel aller Menschen in Deutschland (55,4 Millionen) mindestens einmal gegen das Coronavirus geimpft. Vollständig geimpft sind demnach knapp 51,8 Millionen Menschen (62,3 Prozent). In Norddeutschland gilt dies bereits für fast 65 Prozent oder knapp 9,8 Millionen Menschen.

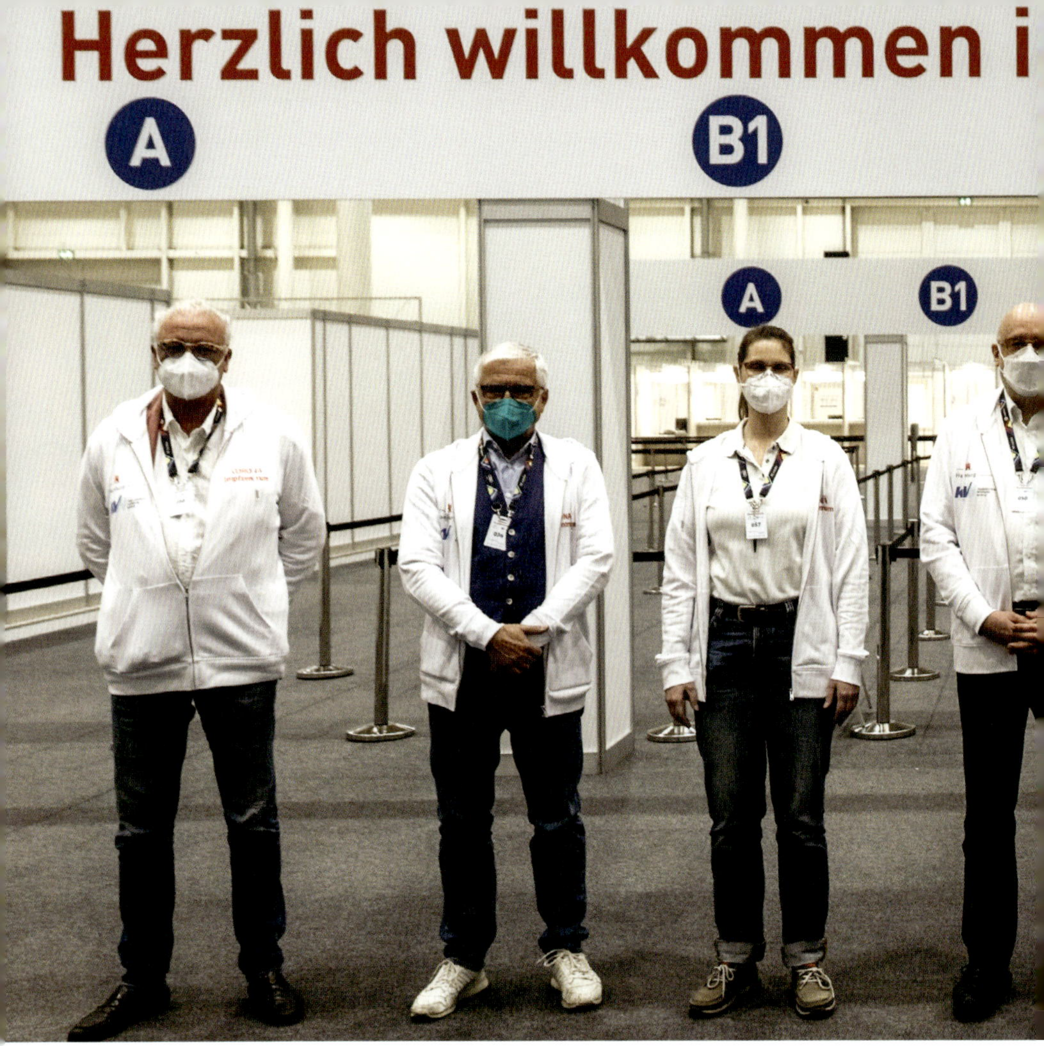

Die Ärztlichen Leiter des Impfzentrums (von links): Gerhard Lange-Manchot, Hans-Peter Scheidel, Stefanie Fix, Dirk Heinrich, Cornelius Rau, Klaus Becker und Bastian Steinberg. Dieses Team arbeitete die gesamten acht Monate zusammen.

Corona-Impfzentrum
B2
C1
C1
CORONA
Impfzentrum

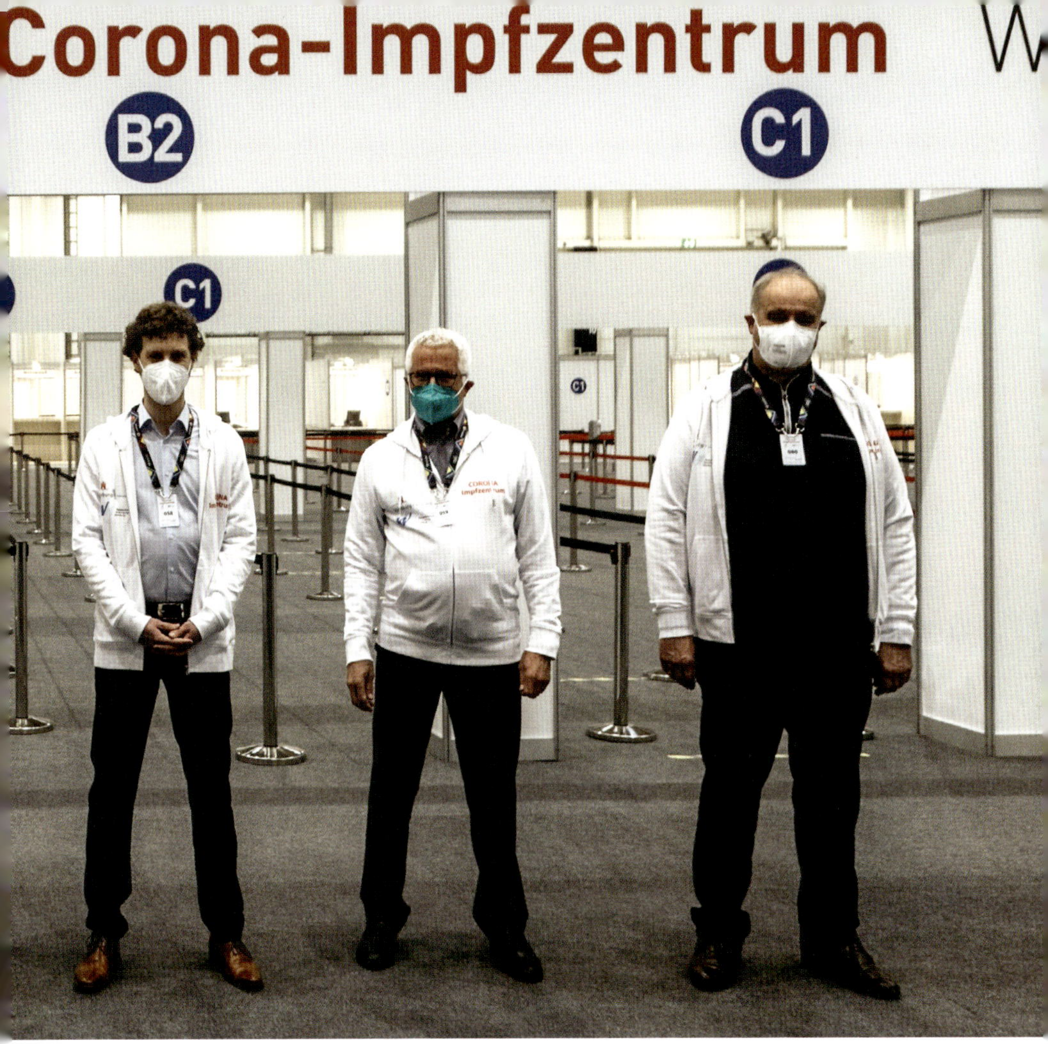

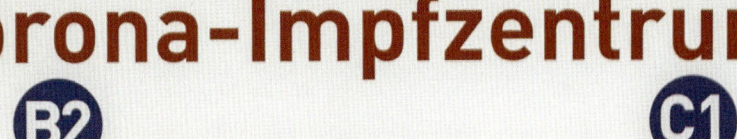

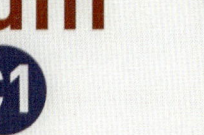

sollten, gesellschaftlichen Impact zu üben, sind wir dabei. Was das an Menschlichkeit, Liebe gibt ...

Tim Albers: Was ich aus der Zeit mitgenommen habe? Direkt danach dachte ich, da habe ich gar nichts gelernt, dazu war es viel zu hektisch und stressig. Aber natürlich ist etwas geblieben: ein Netzwerk von Kolleginnen und Kollegen, das fürs Leben halten sollte. Viele Menschen haben 16-Stunden-Schichten geschoben, gerade in der Anfangszeit, manche haben im Impfzentrum übernachtet, um die Arbeit zu schaffen. Das war eine extreme Situation, aber verbunden mit dem Glücksgefühl, etwas Wichtiges zu machen. Und für mich bleibt die Gewissheit, dass man mit den richtigen Leuten alles schaffen kann, auch wenn es zunächst unmöglich scheint. Ich denke, wenn wir in Deutschland etwas hinkriegen müssen, weil es die Not erfordert – dann sind wir wirklich gut und schaffen das.

Dirk Heinrich: Jeder hat in der Zeit viel gelernt, auch ich. Jeder, der im medizinischen Bereich Verantwortung hat, ist danach mit mehr Kompetenz rausgegangen und wird das in seinen Arbeitsbereich übertragen. Beim Umgang mit Mitarbeitern, Patienten, bei der Organisation.

Constantin Blanke-Roeser: Ich habe nach Schließung des Impfzentrums in der fortgesetzten mobilen Impfkampagne der Stadt Hamburg weitergemacht, bis zum Abschluss zum Ende April 2022. Zwar gab es

---

15. September 2021
In 2G-Einrichtungen
fallen Maskenpflicht,
Abstandsregeln,
Teilnehmerzahl-
beschränkungen und
Sperrstunden weg.

fachlich nicht mehr so viel Neues. Aber dank der im Impfzentrum gesammelten Erfahrung konnte ich dazu beitragen, dass wir den zwischenzeitlich (vor allem für die Drittimpfungen ab Ende 2021) wieder deutlich zunehmenden Andrang an Impflingen bewältigen konnten. Außerdem habe ich weiter viele neue, tolle Menschen, aber auch neue Orte quer durch Hamburg kennengelernt. Das waren zum Beispiel regionale Impfstellen, aber auch Einkaufszentren, Kulturstätten und Pflegeheime. Mit Impfmobilen konnten wir sogar körperlich eingeschränkte Personen zu Hause besuchen. Ein Höhepunkt war die Elbphilharmonie. Was übrig bleibt? Stolz, Freundschaften, die bleiben, für viele auch ein professionelles Netzwerk.

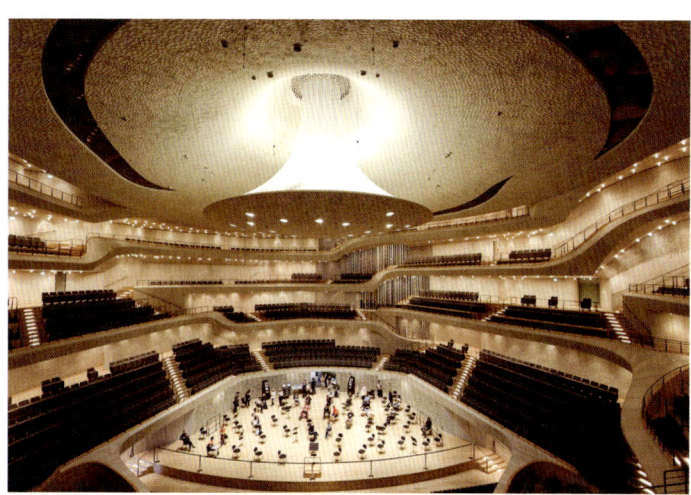

Die Bühne als Ruheraum: Am 3. September 2021 wurde die Elbphilharmonie für einen Tag zum Impfzentrum.

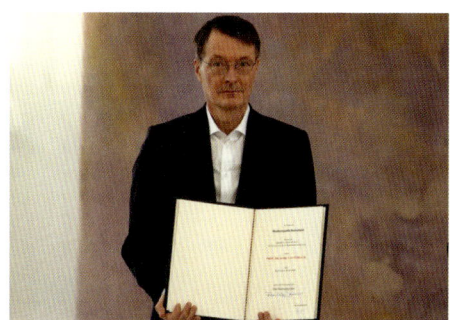

26. September 2021
Nach der Bundestagswahl wird Karl Lauterbach (SPD) Gesundheitsminister, er forciert erneut das Impfthema, vor allem im Hinblick auf dritte „Booster"-Impfungen. Im Wahlkampf hatten die Spitzenkandidaten erneute Lockdowns und Distanzunterricht ausgeschlossen und zum Teil das Ende aller Einschränkungen („Freedom Day") in Aussicht gestellt. Gleichzeitig baute sich die massive Welle mit Delta- und Omikron-Varianten auf, die im Januar Spitzenwerte erreichen wird.

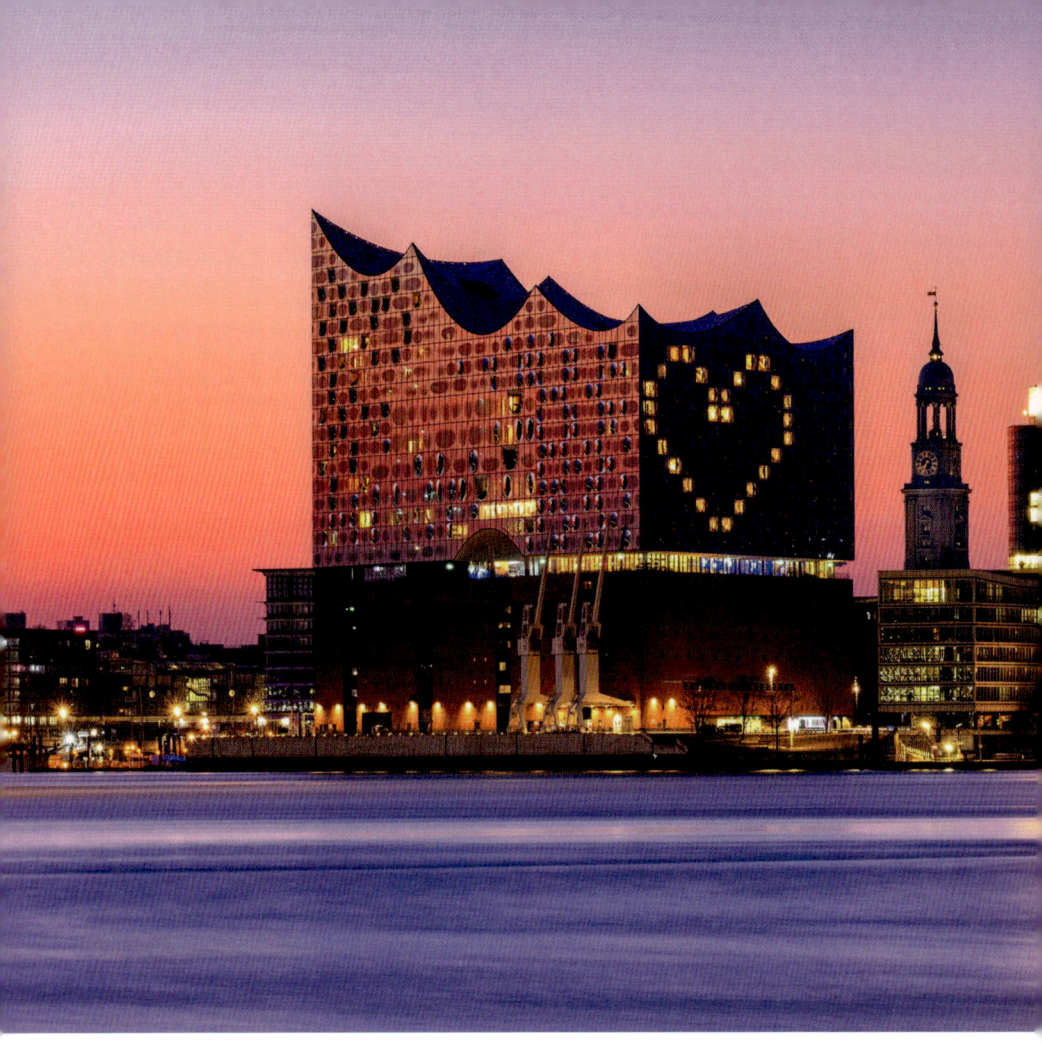

Symbol der Hoffnung
und der Solidarität: Das
Hotel Westin in der Elb-
philharmonie zeigt Herz.

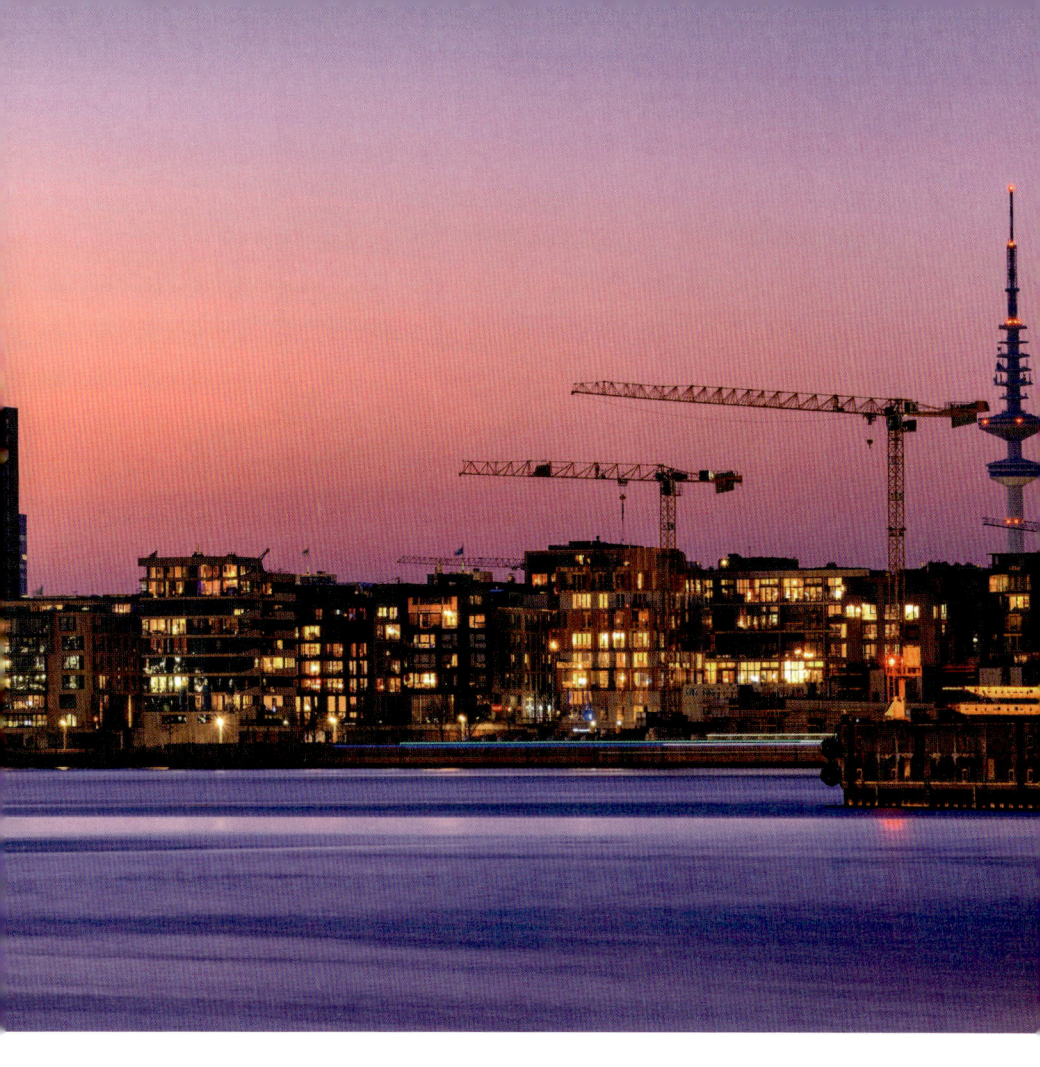

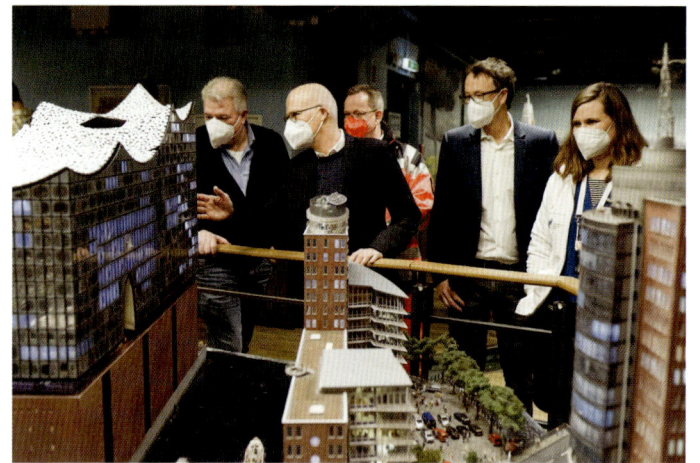

Spektakuläre Aktionen für spontane Booster-Impfungen: Am 20. Februar 2022 wurde im Miniatur-Wunderland geimpft (vorn Mitte: Bürgermeister Peter Tschentscher und Wunderland-Chef Frederik Braun, rechts).

Walter Plassmann: Eine vorläufige Abrechnung hat ergeben: 106 Millionen Euro für 1,18 Millionen Impfungen, also um die 90 Euro pro Spritze. Das ist viel Geld, keine Frage. Natürlich hätte man das günstiger haben können. Aber in den Arztpraxen oder Kliniken hätte man es nicht organisieren können, Nachfrage und Angebot zu koordinieren, und in dezentralen Impfzentren hätten wir die Qualität nicht flächig gewährleisten können. Insofern war es die richtige Entscheidung gewesen, auf ein zentrales Impfzentrum zu setzen.

Dirk Heinrich: Deshalb war auch unsere Haltung, und ebenso die der Stadt, dass es auf den Euro nicht ankommt. Wir haben das Geld selbstverständlich nicht rausgeschmissen, aber als zum Beispiel klar wurde, dass die Care-Teams eine gute Idee waren, um das Impferlebnis für die vielen Menschen mit Behinderung, die vielen sehr alten Menschen, diejenigen mit Problemen mit der deutschen Sprache und für viele andere möglichst komfortabel zu machen, haben wir sie eingerichtet. Diesen Teil verdanken wir Jasper Ramm und seinen Event-Leuten, das funktionierte nach außen, aber auch nach innen, ins Team. Dieses Gefühl: Man kümmert sich um uns.

Rebecca Marr: Ich habe gelesen, dass die Kosten pro Impfung in Hamburg wohl etwas höher waren als anderswo. Ich kenne viele Geschichten von anderen Impfeinrichtungen und kann nur sagen: Das war richtig gut investiertes Geld. Ich bin ein Fan von allen, die da mitgemacht und die es organisiert haben. Man war ja richtig ausgehungert nach freundlichen Kontakten, aber es lag nicht nur daran, dass ich so begeistert war. Irgendwie war es – wie soll ich sagen? „Nicht so deutsch". Damit meine ich, es war eine so herzliche und offene Atmosphäre, wie man es den vermeintlich kühlen Deutschen gar nicht zutrauen würde.

Kathrin Breer: Wir haben einen Ort mit Leben gefüllt, der vielen Menschen Hoffnung gegeben hat. Sie waren mit Sorgen, Angst und Aufregung gekommen, und nach der Impfung sprachen viele noch im Ruhe-

27. September 2021
Eine Studie der Universität Oxford (der viele weitere folgen) weist die gesunkene Lebenserwartung durch die Pandemie nach.

raum aus, wie erleichtert sie nun seien. Manche plapperten einfach drauf los, andere verschickten Selfies mit ihrem Pflaster auf dem Oberarm. Mir persönlich bleiben neue Perspektiven, ungewöhnliche Erfahrungen und die Erinnerung an großartige Menschen.

Sönke Knopp: Das Impfzentrum war sicher auch ein Erfolg der Hamburger Zivilgesellschaft. Wir sind mit dem Museum selbst Teil einer behördlichen Struktur und wissen, wie schwer es ist, Dinge schnell um-zusetzen. Ich bin überzeugt, es geht nur so: Unternehmen zu beauf-tragen, die das in ihrem Stil umsetzen. Ein junges Event-Unternehmen hat da anderes Personal und andere Möglichkeiten. Thomas Steiger, der ja von der Agentur für Arbeit als Leiter zum Zentrum kam, war be-sonders stolz darauf, wie bunt und divers diese Teams waren. Mich hat nicht nur der Aufbau des Zentrums beeindruckt, sondern die Fähigkeit, das am Laufen zu halten und immer größer zu werden. Da hätte tatsäch-lich viel schiefgehen können. Das haben die großartig gemacht.

> „Das Impfzentrum war auch
> ein Erfolg der Hamburger Zivilgesellschaft.“
> Sönke Knopp

Benjamin Laatzen: Es gab so gut wie keinen Wasserkopf. Dafür die Be-reitschaft, zuzuhören, andere Perspektiven einzunehmen, Differenzen auszuhalten. Alles natürlich eingebettet in eine klare Struktur. Auf diese

---

4. Januar 2022
Die Sieben-Tage-Inzidenz in Hamburg beträgt 463,3 – sie liegt damit fast doppelt so hoch wie der bundesweite Mittel-wert von 240. In der Gas-tronomie, in der Kultur und beim Sport in Innenräumen gilt ab dem 10. Januar 2G-Plus, nicht jedoch im Einzelhandel.

11. Januar 2022
An Hamburgs Schulen treten neue Regelungen in Kraft. Die Schüler müssen sich dreimal pro Woche auf Corona testen lassen – statt wie bislang zweimal pro Woche. Und zwar auch dann, wenn sie bereits vollständig geimpft oder genesen sind. Beim Sportunterricht in der Turnhalle muss eine medizinische Maske getragen werden, teilt die Schulbehörde mit.

Weise gab es extrem viele gute Ideen, viele hat man ausprobiert und weiterentwickelt. Die Entscheidungen sind nicht am Reißbrett gefallen, sondern durch gemeinsames Ausprobieren. Agiles Arbeiten, das wird ja ganz verschieden verstanden. Hier war es ein großer Wille, zuzuhören und Ideen von sehr unterschiedlichen Menschen aufzunehmen.

Melanie Schlotzhauer: Was ich aus der Geschichte des Impfzentrums mitgenommen habe: Man muss immer im Gespräch bleiben, auch wenn es schwierig wird. Und man muss die Konflikte als völlig normal ansehen und austragen. Es gibt dieses Akronym VUKA zur Beschreibung unserer Gegenwart: volatil, unsicher, komplex, ambivalent. In dieser komplexen Welt geht es nur mit agilem Handeln und Aushalten. Und mit einander Zuhören.

Walter Plassmann: Die Behörde hat nach der Schließung des Impfzentrums einen Workshop „lessons learnt" durchgeführt mit allen beteiligten Institutionen und Firmen. Auf der Tafel, an die jede und jeder heften sollte, was für sie oder ihn der entscheidende Erfolgsfaktor gewesen war, fand sich von allen die Karte „Vertrauen". Aufbau und Betrieb des Impfzentrums konnten nur deshalb so schnell gehen, weil wir uns auf das gegebene Wort verlassen konnten. Es gab keine Politik, keine Hintertür und keine Taktiken. Es gab Offenheit, Bereitschaft, Kritik anzuhören und gegebenenfalls anzunehmen, und es gab vor allem den vorbehaltlosen Willen, ein gemeinsames Projekt erfolgreich zu gestalten.

---

15. Januar 2022
Ab sofort müssen Fahrgäste in Bussen und Bahnen in Hamburg eine FFP2-Maske tragen. Auch in Taxis und auf Bahnsteigen besteht nun FFP2-Pflicht.

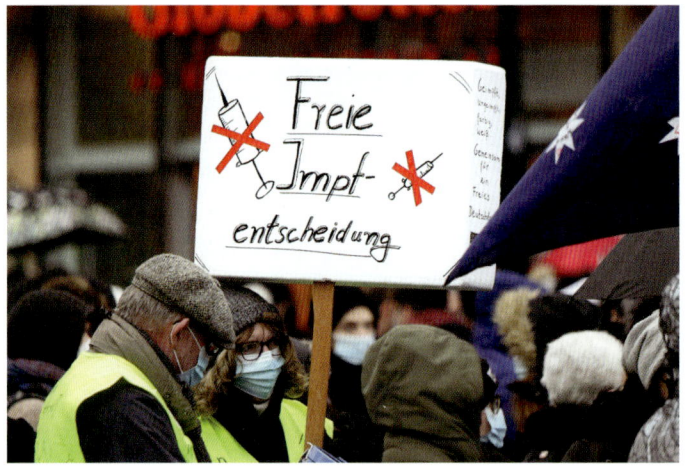

Impfgegner demonstrieren am 22. Januar 2022 in Barmbek.

Viele dieser Erfolgsfaktoren täten unserer Gesellschaft gut. Auch außerhalb von Ausnahmesituationen.

Dirk Heinrich: Es gab auch heftige Angriffe von Impfgegnern. Darunter etliche Morddrohungen und Dutzende Beleidigungen per Mail, Twitter oder auch am Telefon. Das finde ich sehr erschreckend. Es zeigt mir, dass es leider eine nicht ganz kleine Gruppe von Menschen gibt, die mittlerweile in einer Parallelwelt leben und überhaupt nicht mehr zugänglich sind für Argumente. Es zeigt auch eine Verrohungstendenz, eine Haltung von Intoleranz von Teilen unserer Gesellschaft. Da müssen wir uns alle drum kümmern, wir müssen diese Menschen wieder ins Boot holen! Aber

21. Januar 2022
Rückkehr der „Geisterspiele": Das Derby zwischen HSV und FC St. Pauli im Volksparkstadion muss erneut ohne Zuschauer ausgetragen werden. Die Inzidenz in Hamburg bewegt sich auf 500 zu.

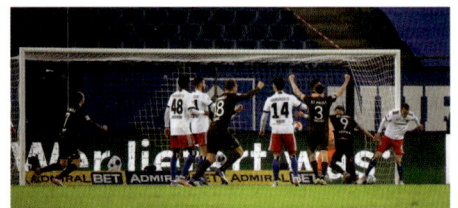

wir müssen auch klarmachen, dass wir alle bereit sind, für die Einhaltung unserer selbstgegebenen Gesetze einzutreten.

Walter Plassmann: Ich denke auch an die gesellschaftlichen Folgen. Die Bevölkerung hat die Corona-Politik immer als schwankend empfunden, auch im zweiten und dritten Jahr der Pandemie. Das schafft kein Vertrauen. Aber über diese Unsicherheiten wird nicht diskutiert, sondern es wird darüber hinweggegangen. Es ist auch dem gesellschaftlichen Zusammenhang nicht förderlich, Impfskeptikern entgegenzuhalten, dass sie zwar ein Recht hätten, die Impfung abzulehnen, dass sie aber Volltrottel seien. Keiner beschäftigt sich ernsthaft mit den Motiven derjenigen, die dem Impfen skeptisch gegenüberstehen. Mittlerweile zeigt sich, dass das Impfen kein Allheilmittel war, vielleicht sogar auch negative Konsequenzen hat. Aber auch hierüber wird keine offene Diskussion geführt. Das wird den Riss, der in den Pandemiejahren entstanden ist, nicht überwinden.

Und meine zweite Sorge: Was hier passiert, kann auch bei anderen Themen passieren. Es war eine Ausnahmesituation in jeder Hinsicht, erinnert sei nur an die Grundrechtseinschränkungen. Ich habe einige Politiker und Journalisten im Verdacht, dass sie Geschmack gefunden haben an diesem Entscheiden ohne Parlament. Dabei haben uns andere Länder gezeigt, dass man auch ohne solche heftigen Maßnahmen ähnlich gut durch die Pandemie kommen konnte.

---

23. Januar 2022
2.520 neue Fälle in
Hamburg: Die Inzidenz
ist mit 1.852,6 jetzt
bundesweit am
höchsten unter den
Bundesländern.

Sönke Knopp: Es gibt in der Geschichte Hamburgs keinen Ort, der von so vielen Menschen in so kurzer Zeit aufgesucht wurde. Der Superlativ, das Einzigartige, ist natürlich auch für uns als Chronisten von Bedeutung. Ich erinnere mich, wie im Februar und März die Leute hochgerechnet haben, in wie vielen Jahren sie dran sind, wenn es in dem damaligen Tempo weitergeht. Schön zu wissen für eine Stadt, dass man in der Lage ist, in einer Krise so zu reagieren. In der Hochzeit des Zentrums gab es dieses Gefühl, ich bin dabei, diese Sache zu besiegen.

Es ist aber ein bisschen schade, dass die gewaltige Leistung dieses Impfzentrums im Nachhinein etwas verblasst, weil mit dem Impfen die Pandemie eben nicht erledigt war, wie man am Anfang vielleicht gehofft hat. Aber daran sind die Virus-Varianten schuld und nicht das Impfzentrum.

Birte Müller: Ich habe selbst erlebt, dass die Impfungen eben nicht alle Probleme mit Corona gelöst haben. Meine Tochter, zweimal geimpft, ist an Long Covid erkrankt, ganz schlimm. Trotzdem weiß ich, wie viel Gutes die Impfkampagne bewirkt hat. Ich wünsche mir nur, dass ein bisschen von dem Einsatz für das Impfen auch für die Erforschung und Behandlung von Long Covid aufgebracht würde.

Thomas Boner: Ich habe Politik und Verwaltung aus einer neuen Perspektive erlebt und jede Menge Respekt für die handelnden Personen

Inzidenz vs. Hospitalisierung: Impfen wirkt! Am **25. Januar 2022** beträgt die Zahl der positiv auf das Corona-Virus getesteten Personen in Hamburg 226.074. Die Inzidenz (Grafik unten links) ist auf einem Höchstwert von 2.051,3. Insgesamt sind bis zu diesem Zeitpunkt 2.085 Menschen in Hamburg im Zusammen-

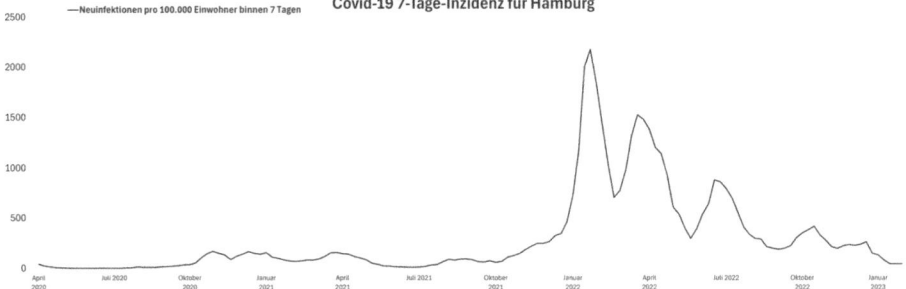

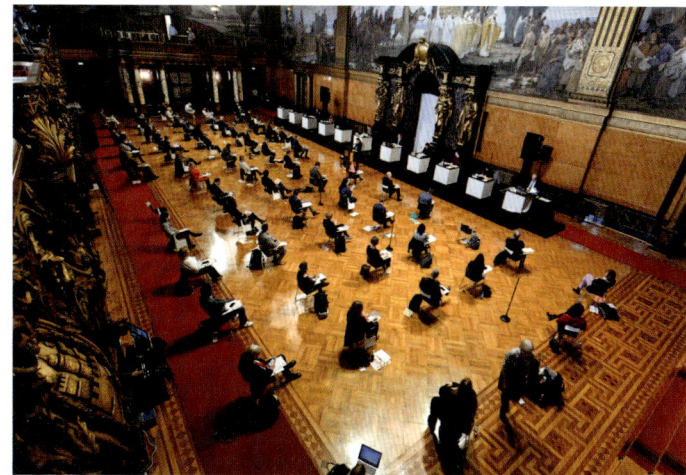

Politik in der Pandemie: Bürgerschaftssitzung im Großen Festsaal des Rathauses im Mai 2020. Der Plenarsaal war zu klein, um die nötigen Abstände einzuhalten.

hang mit einer Covid-19-Erkrankung gestorben. Es ist der Gipfelpunkt der Welle mit Delta- und Omikron-Variante. Die Zahl der Menschen in stationärer Krankenhausbehandlung (Grafik für Deutschland unten rechts) bleibt jedoch unter den Spitzenwerten von Dezember 2020 und April 2021: ein Erfolg der Impfkampagne.

bekommen. Ich sehe das Handeln in Politik und Administration heute deutlich anders. Ja, manchmal gehen Sachen langsam, aber das hat in der Regel auch seinen Grund. Es gab da so viel guten Willen, Einsatz, Engagement. Alle haben unglaublich gearbeitet. Lehrreich fand ich auch, wie Veröffentlichungen in der Presse auf das Handeln durchschlagen. Die politisch Verantwortlichen mussten unglaublich viel aushalten und einstecken, auch wenn sie für bestimmte Dinge überhaupt nichts konnten. Sehr beeindruckend, wie positiv die KV und die Politik damit umgegangen sind und unermüdlich diese große Aufgabe umgesetzt haben. Ich bin stolz darauf, dabei gewesen zu sein.

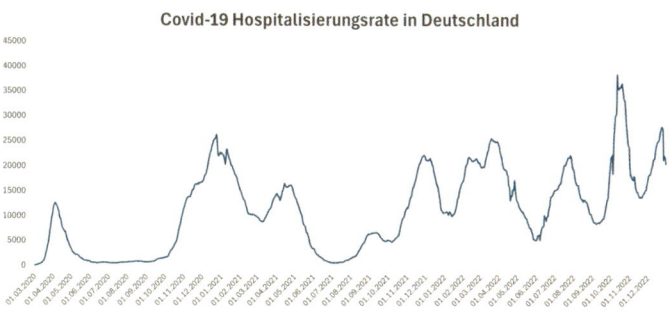

Covid-19 Hospitalisierungsrate in Deutschland

Malte Thießen

Impfen und streiten in Zeiten von Covid-19

Impfungen bringen das Ende der Pandemie. Das schien bereits im Frühjahr 2020 vielen Menschen vollkommen klar. Obwohl zu diesem Zeitpunkt an Impfprogramme noch nicht einmal zu denken war, setzten sie in Presseberichten und Parlamentsdebatten schon eine Zäsur. Ungeduldig drängelte beispielsweise die Wochenzeitung „Die Zeit" im Sommer 2020 mit der Schlagzeile „Corona-Impfungen. Wann kehrt die Freiheit zurück?". Als die deutsche Regierung im Juli 2020 zur Dauer der Infektionsschutzmaßnahmen befragt wurde, nannte sie eine erstaunlich präzise Zeitplanung: „Die Corona-Pandemie endet, wenn ein Impfstoff zur Verfügung steht." Impfprogramme gerieten schnell zur politischen Durchhalteparole, ja zu einem Heilsversprechen. Dank Immunität würde Corona zu Ende gehen, die Normalität zurückkehren und damit auch das alte Leben.

Die Bundeskanzlerin Angela Merkel brachte diese Vorstellung in einer Fernsehansprache Mitte März 2020 auf den Punkt. Sie verkündete den Zuschauern eine „Richtschnur all unseres Handelns: die Ausbreitung des Virus zu verlangsamen, sie über die Monate zu strecken und so Zeit zu gewinnen. Zeit, damit die Forschung ein Medikament und einen Impfstoff entwickeln kann." Abstand halten, zu Hause bleiben, Maske tragen, Händewaschen und regelmäßiges Testen – all das verwandelte sich in ein gemeinsames Ausharren bis zu jenem Tag, an dem endlich Impfstoffe verfügbar und damit sämtliche Sorgen verflogen sein würden.

Ein Appell an die Solidarität und ein Heilsversprechen vor 25 Millionen Zuschauern: Angela Merkels Fernsehansprache vom 18. März 2020.

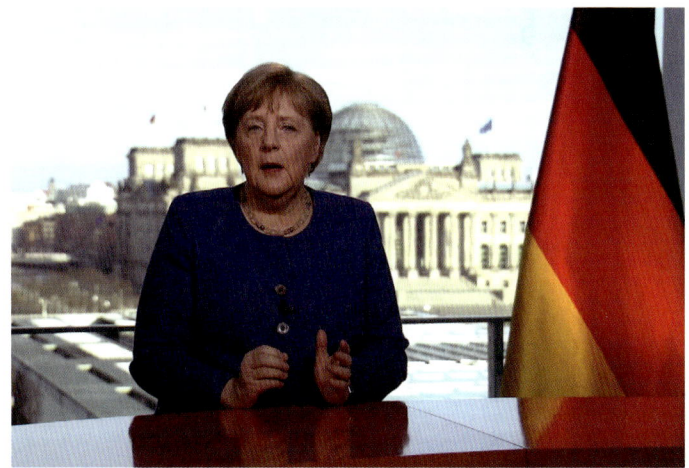

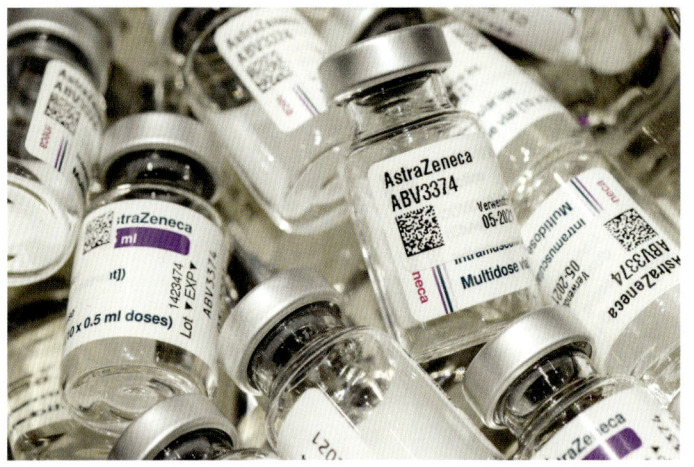

Produktion in historischer Rekordzeit: Binnen eines Jahres standen mehrere Impfstoffe gegen Covid-19 zur Verfügung.

Als es mit dem Impfen Ende 2020 losging, war die Begeisterung groß. In Rekordzeit standen nicht nur Impfstoffe bereit. Darüber hinaus wurden in ganz Deutschland neue Infrastrukturen wie die unzähligen Impfzentren aus dem Boden gestampft. In historischer Perspektive ist dieses Tempo schlichtweg atemberaubend. Sowohl die Entwicklung neuer Impfstoffe als auch ihre Einführung im öffentlichen Gesundheitsdienst dauerten während des gesamten 20. Jahrhunderts meist Jahre oder gar Jahrzehnte.

Im Laufe des Jahres 2021 machte sich indes Ernüchterung breit. Zwar senkten Impfungen die Infektionszahlen spürbar, auch waren Geimpfte sehr viel besser vor schweren Krankheitsverläufen geschützt als Ungeimpfte. Selbst die Mutationen des Virus wurden durch die Impfungen einigermaßen in Schach gehalten. Gleichwohl lagen eben auch geimpfte Menschen auf den Intensivstationen. Besonders ernüchternd war das Comeback von Covid-19 im Herbst 2021. Die vierte Welle mit steil ansteigenden Infektionszahlen machte uns allen schmerzlich bewusst, dass die Pandemie trotz Immunität doch nicht vorbei war.

An dieser Ernüchterung war nicht so sehr die Impfung schuld, sondern das Verhalten Geimpfter. Für viele Geimpfte spielten Abstandsregeln, Hygienemaßnahmen und Kontaktbeschränkungen offenbar keine große Rolle mehr. Immunität erwies sich insofern als Hypothek, weil es Geimpfte in falscher Sicherheit wiegte.

Die Wurzeln großer Hoffnungen und ebenso großer Enttäuschungen im Kampf gegen Covid-19 liegen tief. Um gegenwärtige Debatten verstehen zu können, benötigen wir historische Einordnungen.

Eine kurze Geschichte des Impfens

Immunität als Heilsversprechen hat eine lange Tradition. Seit dem 19. Jahrhundert träumten Europäer von Impfungen als Waffe, mit der sich Seuchen bekämpfen und die Gesellschaft optimieren ließe. Die Pockenimpfung stand als Erstes für diesen Traum. Bei ihrer Einführung erschien sie als absolutes Sicherheitsversprechen: ein kleiner Schnitt für den Menschen (der Impfstoff wurde meist eingeritzt), ein großer Schritt für die Menschheit. Die Erkenntnis, dass ein kleiner Eingriff dauerhaft gegen die oft tödliche Bedrohung schützte, schürte hochfliegende Hoffnungen auf ein Leben ohne Pandemien. Noch zur Hundertjahrfeier der ersten Pockenimpfung durch Edward Jenner riefen im Jahr 1896 daher Ärzte in ganz Europa eine neue Ära aus. Die Pockenimpfung sei der Beginn einer seuchenfreien Zeit, ja sie stehe für eine „Befreiung des Menschengeschlechts von allen Infektionskrankheiten", wie Teilnehmende einer Jenner-Feier in Frankfurt am Main prophezeiten.

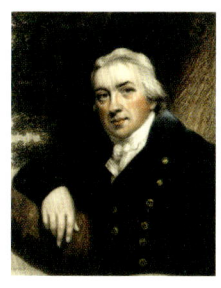

„Retter der Menschheit": Der britische Arzt Edward Jenner popularisiert 1796 die Impfung gegen Pocken.

Kurz nach Einführung der Pockenimpfung machte sich allerdings Ernüchterung breit. Ärzte beobachteten mit Schrecken, dass einige Geimpfte nach einiger Zeit erneut an Pocken erkrankten. Impfungen garantierten offenbar keinen dauerhaften Schutz. Bereits wenige Jahrzehnte nach Einführung der Impfung wurden daher Auffrischimpfungen das Mittel der Wahl. Ebenso ernüchternd war die zweite Erkenntnis, dass sogar frisch Geimpfte von den Pocken heimgesucht werden konnten. Impfungen wirkten also nicht immer, sie boten keinen absoluten, sondern nur einen relativen – wenngleich relativ hohen – Schutz. Nach diesen Erfahrungen gewann das Konzept der „Herdenimmunität" und damit auch eine Impfpflicht an Attraktivität. Wenn Impfungen kein absolutes Sicherheitsversprechen abgaben, dann mussten eben möglichst viele Menschen immunisiert werden.

Dass Impfungen nur relative Sicherheit geben, war den Menschen des 19. Jahrhunderts also noch sehr viel selbstverständlicher als denen des 21. Jahrhunderts. Das hing im Übrigen auch mit den schwierigen Produktionsbedingungen und der wechselhaften Qualität von Impfstoffen zusammen. Erst im Laufe des 20. Jahrhunderts verbesserten sich die Produktion von Impfstoffen und die Praxis des Impfens.

Allen Erfolgen zum Trotz blieb Immunität ein relatives Sicherheitsversprechen. Bei der alljährlichen Grippeschutzimpfung liegt das Phänomen auf der Hand, weil das Influenzavirus besonders schnell mutiert. Aber auch einige Impfungen wie die gegen Diphtherie oder Kinderlähmung schützen den Geimpften zwar sehr effektiv gegen Erkrankungen, allerdings nicht vor einer Infektion.

In Europa war dies seit den 1970er Jahren Fachleuten bekannt, in der Öffentlichkeit indes kein Thema mehr. Immunität wurde nun selbstverständlich. Sie galt als absolutes Sicherheitsversprechen. Dass Impfungen zu Beginn der Pandemie 2020 als Wendepunkt und Heilsversprechen galten, war also eine Folge dieser Erfolgsgeschichte.

Eigentlich hielt die Geschichte des Impfens von Anfang der Corona-Pandemie an gute Gründe bereit, große Heilsversprechen in Frage zu stellen. Der Medizinhistoriker Karl-Heinz Leven wies bereits im Sommer 2020 darauf hin: „Der Glaube, dass mit einer Corona-Impfung die wichtigsten Probleme gelöst wären, erscheint dem Medizinhistoriker so real wie der Glaube an die Wirkung des Heiligen Grals."

Impfen gegen Covid-19: Startschwierigkeiten

Obwohl die Deutschen seit mehr als 200 Jahren gute Erfahrungen mit Impfprogrammen gesammelt hatten, stand die Impfkampagne gegen Covid-19 unter ganz neuen Vorzeichen. Während in den 1960er und 1970er Jahren im Falle der Kinderlähmung die Impfung von ein bis zwei Millionen Kindern innerhalb eines Jahres noch als Sensation gefeiert worden war, sollten ab Ende 2020 im selben Zeitraum möglichst viele Deutsche, im besten Fall bis zu 70 Millionen, gegen Covid-19 geimpft werden.

Der Auftakt des Impfens um Weihnachten 2020 stand unter einem schlechten Stern. Während in Nachbarländern wie Großbritannien das Impfprogramm mit voller Kraft anlief, tröpfelte der Impfstoff in geradezu

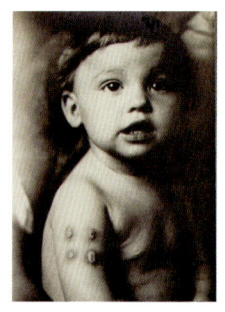

Immunisiert gegen die Pocken: Kind mit Impfpusteln in der Hamburger Impfanstalt der 1920er Jahre.

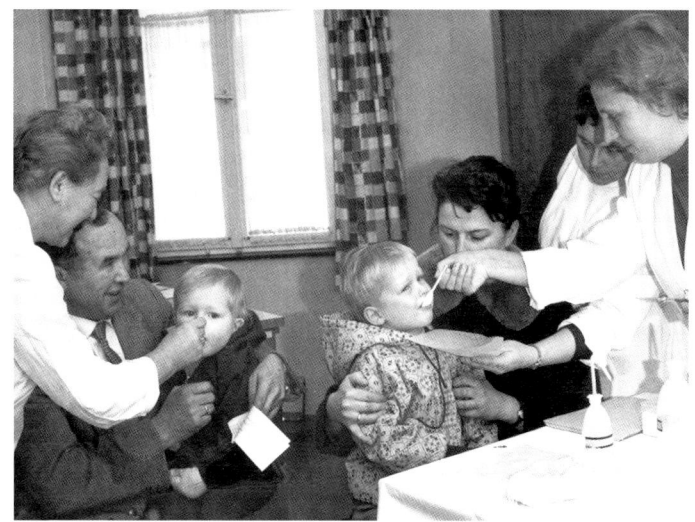

homöopathischen Dosen in die Bundesrepublik. Lieferschwierigkeiten von Pharmaunternehmen und aufwendige Prüfverfahren bremsten den Impfstart aus. Die Kritik ließ nicht lange auf sich warten. Die Wochenzeitung „Die Zeit" beschrieb den Beginn der Kampagne auf ihrer Titelseite als „großes Zittern" und warf eine fundamentale Frage auf: „Warum dauert es so quälend lange? Wer hat denn nun Schuld?"

Politiker und Mediziner standen im Fokus der Kritik. Ihnen schien Gründlichkeit vor Sicherheit zu gehen. In der öffentlichen Wahrnehmung warf das gründliche Prüfverfahren der Europäischen Arzneimittel-Agentur (EMA) Deutschland im Kampf gegen Corona zurück. Für Kritik sorgte zudem die europäische Einkaufspolitik. Zu geringe Bestellungen der EU des begehrten deutsch-amerikanischen Impfstoffs von Biontech/Pfizer erhöhten Vorbehalte gegenüber einer EU, die Deutschlands Impfeifer auszubremsen schien. Die im Winter 2020 steil ansteigenden Infektionszahlen befeuerten die Kritik noch. Angesichts bedrückender Todeszahlen von täglich 1.000 Toten stand jeder spätere Tag der Impfstoffeinführung als Klage für all die sinnlosen Opfer der Pandemie.

Gesundheitspolitiker standen somit vor einer schwierigen Wahl. Die lautstark geforderte Verkürzung der Impfstoffprüfung hätte das Risiko von Nebenwirkungen erhöht, zumindest aber den Eindruck bekräftigt, dass die Regierenden für einen schnellen Impfschutz notfalls „über Leichen gehen". Schon mit Blick auf die Corona-Proteste und deren Lieblingsthema, das Impfen, wäre dieser Eindruck ein fatales Signal gewesen.

Impfen als Ordnung des Sozialen

Impfstoff war zu Beginn des deutschen Impfprogramms also ein knappes Gut. Für die ersten Wochen standen in der Bundesrepublik gerade mal 400.000 Impfstoffdosen bereit. Umso wichtiger war ein Konzept, das die Zuteilung des begehrten Stoffes regelte. Es ging um das erhöhte Sterblichkeitsrisiko von Menschen, aber auch um die Frage, wie man beim Impfen Gerechtigkeit walten lassen könne. Kurz gesagt ging es bei der Zuteilung von Impfstoffen um das, was die deutsche Gesellschaft zusammenhält. Wer war besonders bedroht und daher bevorzugt zu immunisieren? Wer musste sich in der Warteschlange weiter hinten anstellen?

Die frühen Begründungen einer Impfstoffzuteilung machen zunächst einmal eines sichtbar: einen Wandel deutscher Risikowahrnehmung. Jahrzehntelang hatten Vorerkrankte und alte Menschen als eine Art Kollateralschaden von Pandemien gegolten. Diese Kollateralschäden

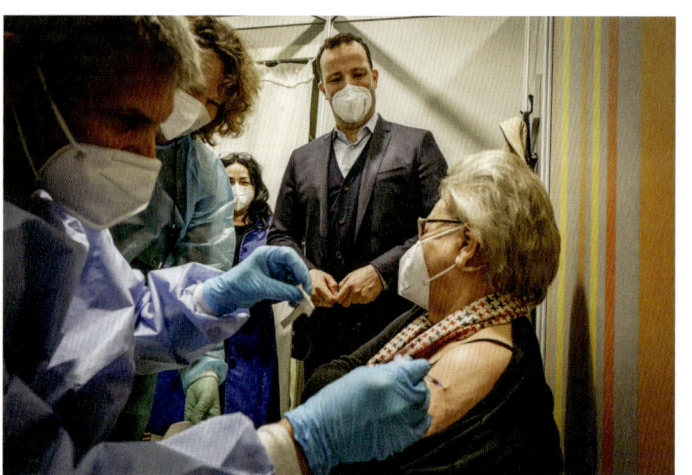

Vorrang für Vorerkrankte und Ältere: Ende Dezember 2020 beginnt die Impfkampagne gegen Covid in Senioren- und Pflegeheimen.

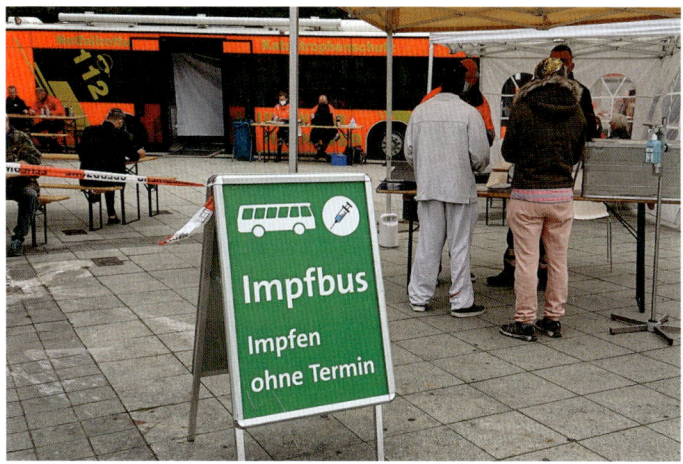

Immunität to go: Seit Sommer 2021 lockt die Impfkampagne mit niedrigschwelligen Angeboten.

wollten die Deutschen 2020 nicht mehr hinnehmen. Schon der erste Lockdown im Frühjahr 2020 war explizit mit dem Schutz der Alten und Vorerkrankten begründet worden – und auf einen großen Konsens gestoßen. Die erhöhte Sensibilität für die Bedrohung Älterer und Vorerkrankter prägte auch die Impfkampagne ab Winter 2020. Höchste Priorität genossen alte Menschen sowie Bewohnerinnen und Bewohner von Senioren- und Pflegeheimen und deren Pflegekräfte. Trotz überfüllter Intensivstationen und überlastetem Krankenhauspersonal ging der Impfstoff zuallererst nicht an Ärzte und das Gesundheitswesen.

Seit dem 27. Dezember 2020 besuchten mobile Impfteams die Alters- und Pflegeheime, um Bewohner und Pflegekräfte gegen Covid-19 zu immunisieren. Auch die sich anschließende Immunisierung von Ärzten und Krankenschwestern war ebenso unumstritten wie die spätere Impfung von Erziehern und Lehrern. Auf Kritik stieß allenfalls das langsame Tempo der Impfkampagne, die bis März 2020 nicht in Fahrt zu kommen schien.

Verteilungskämpfe und die Ambivalenz von Sicherheit

Im Frühling 2021 mauserten sich die Deutschen auf einmal zum Vorbild. Seit Mitte April überbot sich die Presse mit Erfolgsmeldungen. Waren bis Anfang 2021 gerade mal einige hunderttausend Menschen geimpft worden, meldeten Hausärzte und Impfzentren nun mehrfach mehr als eine Million Geimpfte innerhalb eines einzigen Tages. Mitte Mai verkündete die „Tagesschau" sogar einen „Rekordwert" von 1,35 Millionen Impfungen an einem einzigen Tag. Anfang Mai 2021 hatten gut 30 Prozent aller Deutschen und damit mehr als 25 Millionen Menschen eine erste Impfung erhalten.

Mit dem Erfolg kamen neue Probleme. Während in Zeiten knappen Impfstoffs die Bevorzugung von Alten, Vorerkrankten, Pflege- und medizinischem Personal keine Diskussionen weckte, riefen die Erfolge ein neues Gefühl hervor: Impfneid. Die Ausweitung der Impfstoffzuteilung auf Kontaktpersonen von Schwangeren oder auf Angehörige erkrankter Menschen schürte Verteilungskämpfe. Seit dieser Zeit tauchten erstmals zahlreiche „Impf-Vordrängler" in den Schlangen vor den Impfzentren oder in den Wartezimmern von Arztpraxen auf, die sich mit falschen Angaben zu Alter, Beruf oder der Pflege von Angehörigen den begehrten Schuss erschleichen wollten. Allein das Hamburger Impfzentrum entdeckte Anfang Mai 2021 innerhalb einer Woche 2.000 solcher Impf-Vordrängler.

In einer Zeit, in der bereits Millionen Deutsche geimpft worden waren und die „Impfung für alle" nur noch wenige Wochen auf sich warten ließ, wirkte der Coronatod besonders bedrohlich. Diese veränderte Risikowahrnehmung macht auch eine Verschärfung des Generationengegensatzes seit Frühjahr 2021 nachvollziehbar. Im April war in deutschen Medien erstmals von „den Alten" zu lesen, die einen Verdrängungswettbewerb gegen „die Jungen" eröffneten.

Hintergrund dieser Auseinandersetzungen waren Vorbehalte gegenüber dem Impfstoff AstraZeneca, der gegenüber dem Impfstoff von Biontech/Pfizer bei jüngeren Menschen ein höheres Risiko von Nebenwirkungen mit sich brachte. Dass trotz der besseren Verfügbarkeit von AstraZeneca ältere Menschen bevorzugt auf Biontech/Pfizer setzten, verschärfte den Generationengegensatz.

Nachdem seit Beginn der Impfkampagne die Priorisierung Vorerkrankter und alter Menschen monatelang einem breiten Konsens entsprach, war seit April 2021 alles anders. Der ansteigende Impfstoffpegel erhöhte unter den Deutschen das Bedürfnis, ihre Immunisierung in die eigene Hand zu nehmen, um nicht jetzt noch – ausgerechnet jetzt, am gefühlten Ende der Pandemie – einer vermeidbaren Seuche zu erliegen. Der Anfang Mai an Covid erkrankte Fernsehmoderator Micky Beisenherz brachte dieses verbreitete Gefühl auf ein prägnantes Bild: „Im Mai 2021 an Corona zu erkranken, das ist ein bisschen wie beim Marathon auf Kilometer 41 über einen Wasserbecher stolpern und hinfallen."

Chancen und Schwierigkeiten des Impfens im 21. Jahrhundert

Im Sommer 2021 erschienen Verteilungsprobleme erledigt. Die Impfstoffversorgung war stabil, und die kontinuierlich steigende Impfquote entsprach einem ebenso kontinuierlichen Rückgang der Infektionszahlen. Der Sommer lockte daher endlich mit jener Rückkehr in die „alte Normalität", von der man so lange geträumt hatte. Obwohl Ärzte und Virologen zu diesem Zeitpunkt bereits vor einer kommenden Winterwelle warnten, schien Covid-19 auf einmal weit weg, für manch einen sogar schon besiegt zu sein.

 Auch deshalb ließ der Impfeifer nun spürbar nach. Die bislang steil ansteigende Impfquote flachte seit August 2021 deutlich ab, sodass die geforderten Impfquoten nicht erreicht wurden. Ein weiterer Faktor war ein gewisses Kommunikationsdefizit. Bundesgesundheitsamt, Robert-Koch-Institut, die Gesundheitsministerien der Länder, Gesundheitsämter und Impf-

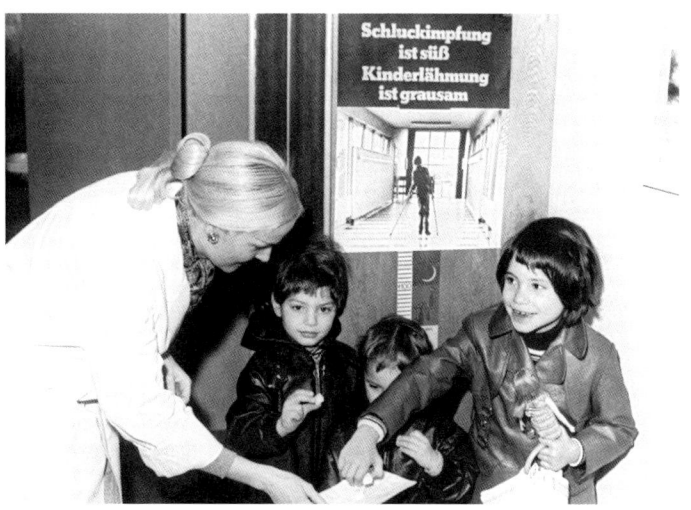

„Schluckimpfung ist süß, Kinderlähmung ist grausam": Intensive Werbung für Polio-Impfungen sorgt seit den 1960er Jahren für hohe Impfquoten.

zentren informierten zwar seit Frühjahr 2021 über die vielen Vorteile und seltenen Nebenwirkungen der Impfung. Große Medienkampagnen, wie mancher sie beispielsweise noch von der Impfung gegen Kinderlähmung im Ohr hatte („Schluckimpfung ist süß, Kinderlähmung ist grausam"), waren jedoch nicht zu sehen. Eine Breitenkommunikation auf verschiedenen Kanälen und unterschiedlichen Ebenen in alle gesellschaftlichen Milieus hinein – die seit den 1960er Jahren erfolgreich die Impfquote gegen Polio, Diphtherie und Masern erhöht hatte – fehlte vielerorts.

Bundesländer wie Bremen und auch Hamburg glänzten wegen des engagierten Einsatzes Einzelner zwar mit guten Impfquoten; sie liegen heute mit Abstand auf den ersten beiden Plätzen mit 88,3 Prozent (Bremen) sowie 84,5 Prozent (Hamburg) vollständig Geimpfter. Im Gesamtüberblick offenbarten die Impfkampagnen 2021 und 2022 allerdings auch die Folgen des jahrzehntelangen Rückbaus des öffentlichen Gesundheitsdienstes. Nicht nur das berühmt-berüchtigte Faxgerät in den Gesundheitsämtern steht für diese Entwicklung als Sinnbild. Auch die fehlenden Ressourcen für eine breit gestreute und zugleich zielgerichtete Öffentlichkeitsarbeit für Immunität zeigten sich in der Corona-Pandemie deutlich.

Die hohen Infektions- und Todeszahlen im Winter 2021/22 beförderten Ängste und sorgten für Streit. Zum einen machte sich Ärger breit, dass Deutschland noch im zweiten Pandemiejahr wieder tief im Corona-Winter feststeckte. Zum anderen wuchsen nun die Zweifel am Nutzen der Impfung. Das Immunitätsversprechen, also die Rückkehr zur „alten Normalität", schien angesichts steigender Infektionszahlen trotz monatelanger Impfkampagnen ferner denn je, ja letztlich sogar gebrochen.

Dieser Eindruck war zwar nachvollziehbar, allerdings unfair. Zum einen mutierte das Corona-Virus sehr schnell. Die „britische Variante", die „südafrikanische", „brasilianische" und „indische Variante", die bald durch die heute bekannten Kürzel „Alpha", „Beta", „Gamma" und „Delta" ersetzt wurden, warfen etablierte Konzepte immer wieder über den Haufen. Dass viele Impfstoffe selbst gegen neue Varianten relativ gut wirkten, war in diesem Zusammenhang eigentlich eine recht beruhigende Botschaft, die im Blätterrauschen des deutschen Medienwalds jedoch meist unterging.

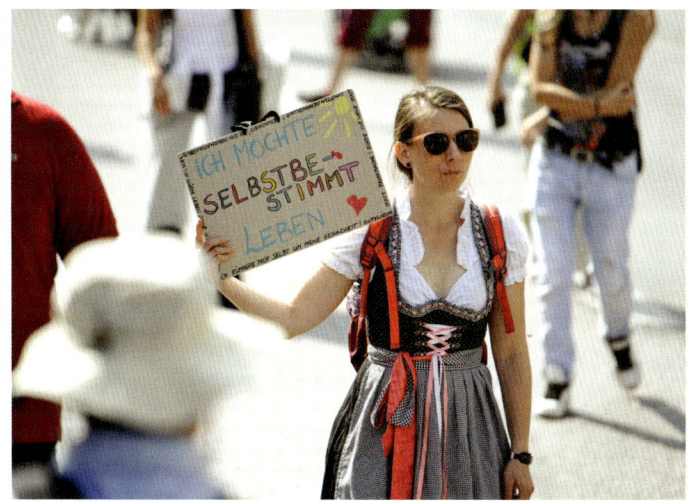

Die Spritze als Zankapfel: Auf „Corona-Demos" ist Impfkritik bereits 2020 ein Vehikel für Forderungen nach Selbstbestimmung.

Im Gesamtverlauf der Pandemie schrieben Corona-Impfungen also durchaus eine Erfolgsgeschichte. Vor Kurzem verkündete die WHO, dass allein in Europa unter den über 60-Jährigen mehr als eine Million Menschenleben gerettet worden seien. Darüber hinaus verhinderten Impfungen seit 2021 unzählige schwere Verläufe und Long-Covid-Symptome. Trotz solcher Erfolge diskutieren wir heute viel über Vorwürfe, dass die Impfkampagne große Ressourcen verschlungen habe oder die Impfung nutzlos, ja sogar schädlich gewesen sei.

Die Geschichte des Impfens ist offenbar auch im 21. Jahrhundert eine Geschichte voller Widersprüche. Einerseits erzählt der Kampf gegen Corona von Erfolgen medizinischer Forschung und vom politischen Willen, das Sterben der Alten und Vorerkrankten nicht mehr wie bisher als Kollateralschaden durchgehen zu lassen. Immunität ist also auch im 21. Jahrhundert eine Geschichte des Fortschritts und der Solidarität. Andererseits gibt der Fortschritt eben kein einfaches Heilsversprechen. Impfungen bieten einen sehr hohen, allerdings immer nur relativen Schutz. Außerdem sind sie nie ganz frei von Nebenwirkungen. Darüber hinaus sind Impfaktionen Opfer ihrer eigenen Erfolge. Gerade weil sie Infektionskrankheiten erfolgreich zurückdrängen, erscheinen sie im Rückblick für manchen überflüssig. Dieses Präventionsparadoxon prägt die Debatte um Nutzen und Nachteile des Impfens bis heute.

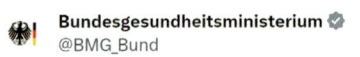

Bundesgesundheitsministerium ✓
@BMG_Bund

Heute erhielt @jensspahn die #COVID19-#Auffrischungsimpfung mit einem #mRNA-#Impfstoff und sagte: "Ich werbe dafür, dass viele andere das auch tun. Boostern Sie Ihren Impfschutz für den Winter." Impfstoff ist ausreichend da für alle. Mehr Infos:
zusammengegencorona.de/impfen/aufklae...

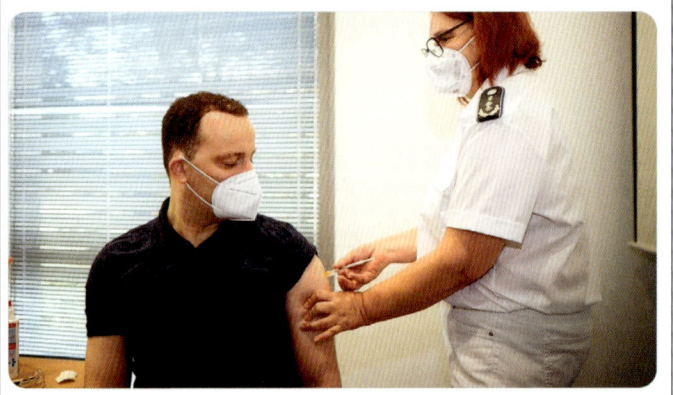

Kämpfen gegen die Impfmüdigkeit: Im Oktober 2021 wirbt Jens Spahn für Auffrischungsimpfungen gegen Covid-19.

Für zukünftige Pandemien sollten wir daher zurückhaltend sein mit einfachen Heilsversprechen. Hilfreicher ist dagegen eine Öffentlichkeitsarbeit, die alle Milieus erreicht und neben den Potenzialen auch die üblichen Probleme der Immunisierung thematisiert. Genau das könnte somit eine Lehre sein, die wir aus der Geschichte des Impfens gegen Covid-19 ziehen sollten: Impfungen sind nie perfekt. Aber sie sind das Beste, das wir gegen Infektionskrankheiten aufbringen können.

Thomas D. Boner, Geschäftsführender Gesellschafter und Gründer des Hamburger Medizin-Unternehmens alanta health group, dem Organisation und Leitung des Impfzentrums anvertraut wurden. Studium der Pharmazie in Hamburg.

Raimund Witkop, Freier Journalist, Autor und Textchef. Redakteur u.a. bei Welt am Sonntag, FAZ.

Malte Thießen habilitierte sich mit einer Geschichte des Impfens im 19., 20. und 21. Jahrhundert. Seit 2017 leitet er das LWL-Institut für westfälische Regionalgeschichte in Münster und lehrt als apl. Professor für Neuere und Neueste Geschichte an der Universität Münster.

alanta health group GmbH, Hamburg: 30
Archiv Malte Thießen, Münster: 148, 151, 156
© BioNTech SE 2023, alle Rechte vorbehalten: 46 u.
Fabrizio Barile, Hamburg: 19 Kathrin Breer
Hamburger Abendblatt, Hamburg: 13 l., 15 l., 15 r. mit freundlicher
Genehmigung von ©picture alliance/dpa | Marijan Murat (o.) und Imago
Images, Berlin (u.)
Imago Images, Berlin: 26 o. (Chris Emil Janßen); 49 u., 52/53 (xim.gs);
50/51, 51 u., 119 (Andre Lenthe); 59, 94, 146 (Joerg Boethling); 120 (Lobeca);
129, 140 o. (Hanno Bode); 134/135 (Thorsten Baering); 136 (teamwork)
Impfzentrum Hamburg: 42 o.
Jérome Gerull, Stiftung Historische Museen Hamburg / Museum für
Hamburgische Geschichte, Hamburg: 46 o., 47, 50 u., 63, 64/65, 66, 73, 77,
85, 87, 88/89, 90, 91, 92, 97 o., 99 o., 104/105, 106 o., 108, 112 o., 114, 118
Mauritius Images, Mittenwald: 14 o. (Nora Frei); 55 (Chromorange,
Christian Ohde); 127 o. (Yuriy Seleznev, Alamy)
Michael Zapf, Hamburg: Cover, 49 o., 56/57, 143 o.
OMR, Hamburg: 39 o.
Picture Alliance, Frankfurt a. M.: 14 u., 80, 99 u., 112 u., 121, 149; 10/11 (R4358
Georg Wendt); 13 (Gian Ehrenzeller); 21 o., 21 u., 23, 97 u. (rtn, Frank
Bründel); 22, 31 (Axel Heimken); 25, 103 u., 109 u. (Daniel Bockwoldt); 26 u.
(xim.gs); 27 u., 29 (xim.gs, Philipp Szyza); 27 o., 36/37, 39 u., 67 u. (Daniel
Reinhardt); 40 o. (Jonas Walzberg); 40 u. (Bernd von Jutrczenka); 41
(Armin Weigel); 42 u. (Tom Weller); 43 (Morris Mac Matzen); 58, 100 (dpa-
Infografik); 60/61, 68, 82/83, 93, 95 o., 98, 101, 103 o., 113, 124, 125, 126, 127 u.
(Christian Charisius); 61 u., 130/131 (Markus Scholz); 67 o., 95 u. (Georg
Wendt); 69, 133 o. (Ulrich Perrey); 70 (Marcus Brandt); 106 u. (Christian
Ohde); 111 (Fotostand, Jacobs); 133 u. (Michael Sohn), 140 u. (Cathrin
Müller), 145 (ARD), 147 (Print Collector, Heritage Images); 150 (Michael
Kappeler), 153 (Peter Becker), 155 (Alessandra Schellnegger)
Privat: sämtliche 18-19 außer 19 Kathrin Breer, 74, 75, 78 o., 78 u., 78/79, 79
o., 79 u., 115
© Senatskanzlei Hamburg: 7

Hauptquellen für die **Zeitleisten** im Buch sind die Corona-Chronologie im Online-Angebot des NDR und die Berichterstattung im Hamburger Abendblatt.

Grafiken auf S. 35 und 142 erstellt vom Ellert & Richter Verlag, Hamburg, Quelle: Robert Koch-Institut, Berlin: SurvStat@RKI 2.0, https://survstat.rki.de, Abfragedatum: 11.01.2024. Die Abbildung ist ohne Gewähr auf Richtigkeit, Genauigkeit und Vollständigkeit.
Grafik S. 143 erstellt vom Ellert & Richter Verlag, Hamburg, Quelle: Robert Koch-Institut, Berlin: https://robert-koch-institut.github.io, Abfragedatum: 15.01.2024. Die Abbildung ist ohne Gewähr auf Richtigkeit, Genauigkeit und Vollständigkeit.

Leider war es nicht in allen Fällen möglich, die Inhaber der Urheberrechte ausfindig zu machen oder zu erreichen. Berechtigte Ansprüche werden selbstverständlich im Rahmen der üblichen Vereinbarungen abgegolten.

Impressum

Bibliografische Information der Deutschen Nationalbibliothek
Die Deutsche Nationalbibliothek verzeichnet diese Publikation in der
Deutschen Nationalbibliografie; detaillierte bibliografische Daten sind im
Internet über http://dnb.d-nb.de abrufbar.

ISBN 978-3-8319-0847-9

© Ellert & Richter Verlag GmbH, Hamburg 2024

Titelabbildung: Michael Zapf, Hamburg
Text und Bildlegenden: Raimund Witkop, Hamburg
Konzept und Redaktion: Raimund Witkop, Hamburg
Redaktion/Verlag: Sandra Troglauer, Hamburg
Lektorat: Werner Irro, Hamburg
Gestaltung: BrücknerAping, Büro für Gestaltung, Bremen
Gesamtherstellung: Finidr, Cesky Tesin, Tschechische Republik

www.ellert-richter.de
www.facebook.com/ EllertRichterVerlag
Instagram: @ellert_richter_verlag

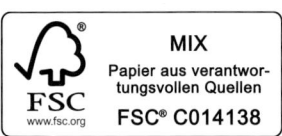